W0247810

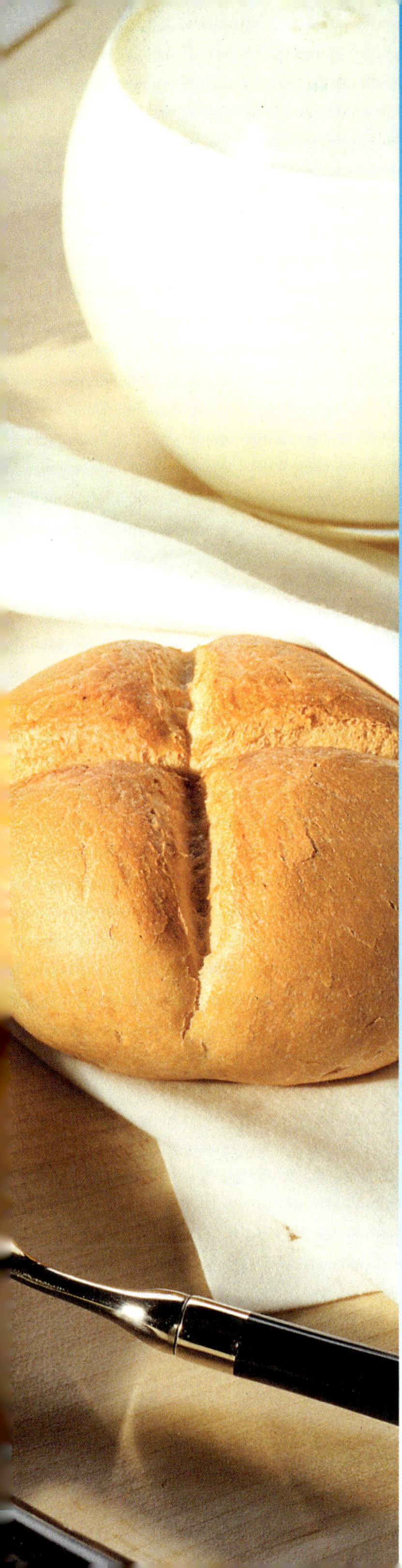

Hilfe aus der Natur

Magen-Darm-Störungen äußern sich oft erst nach Jahren, etwa in Magenschmerzen, Bauchkrämpfen, Blähungen, Übelkeit, Brechreiz, Durchfall oder Verstopfung. Seelische Belastungen und falsche Eßgewohnheiten sind hier die häufigsten Ursachen. Treten als Folgeerkrankungen jedoch Hautausschläge oder Gelenkerkrankungen auf, werden sie meist nicht mit dem Verdauungssystem in Verbindung gebracht. Ich möchte Ihnen in diesem Buch die Zusammenhänge vermitteln und aufzeigen, welche Wege bei der Selbstbehandlung eines überforderten Verdauungsystems offenstehen und welche naturmedizinischen Methoden dabei helfen. Die zahlreichen Ratschläge sollen Ihnen zu einer beschwerdefreien und gesunden Lebensführung verhelfen.

Dr. med. Amrei Pfeiffer

INHALT

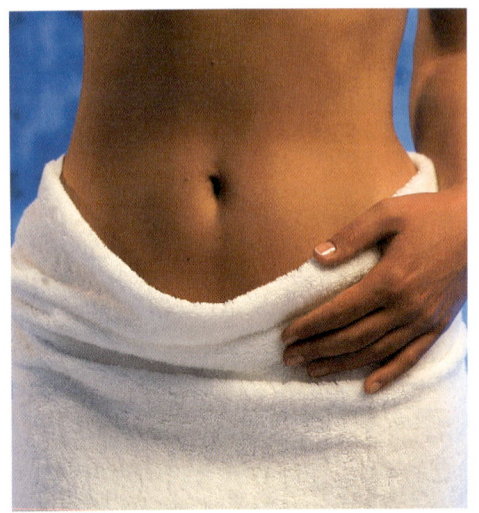

INFORMATION

BEHANDLUNG

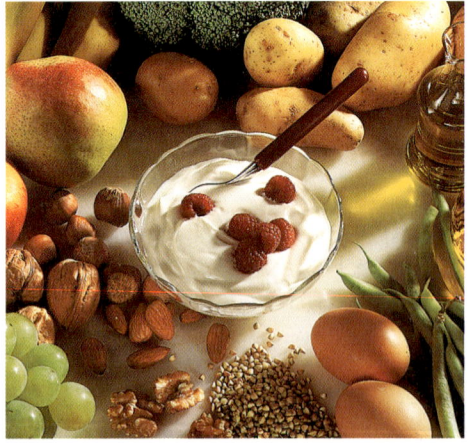

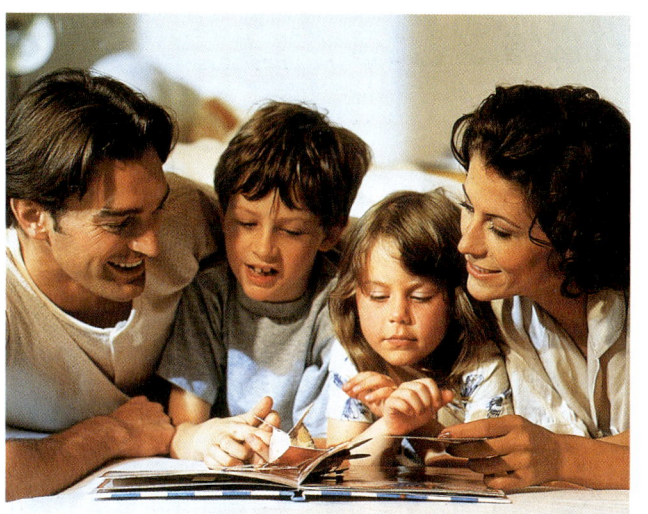

ZUM NACHSCHLAGEN

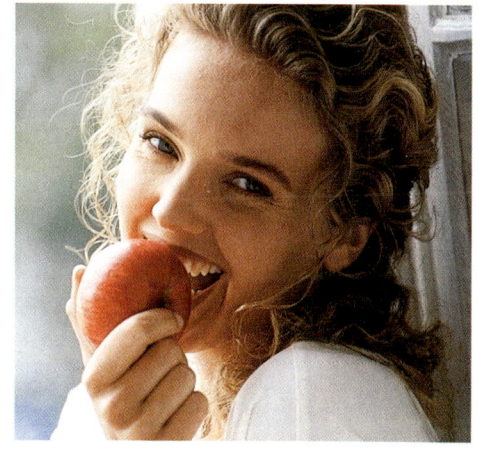

Magen und Darm

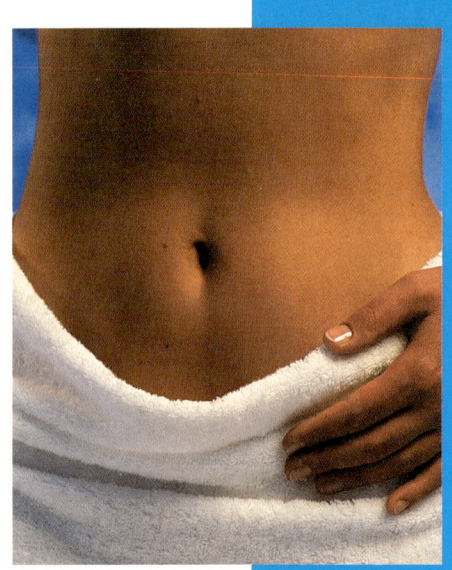

Das reibungslose Zusammenwirken aller zum Verdauungssystem gehörenden Organe ist entscheidend für unsere Gesundheit. Welche Bedeutung den einzelnen Organen zukommt, welche Rolle Atmung, Nervensystem, Darmbakterien und Immunsystem dabei spielen, können Sie hier erfahren. Mit diesen Informationen werden Sie auch die Erläuterungen zur Selbstbehandlung leicht verstehen.

Der Stoffwechsel

Das Verdauungssystem hat die Aufgabe, Nahrung –
also körperfremde Substanz – aufzunehmen, sie in
körpereigene Substanz umzuwandeln und Unverdauli-
ches wieder auszuscheiden. Dabei spielen sich
Umwandlungsprozesse ab, die
als Stoffwechsel bezeichnet
werden.
Die Umwandlung der Nahrung
beginnt bereits im Mund, der
ebenso wie Speiseröhre,
Magen und Darm von einer
Schleimhaut ausgekleidet ist.
Hier wird Verdauungssaft in
Form des Speichels ausge-
schieden, so daß leicht lösli-
che Nährsubstanzen bereits
durch die Schleimhaut des
Mundes in die Blutbahn
gelangen können.
Im allgemeinen stammen die
zur Aufschließung der Nahrung erforderlichen Verdauungssäfte aus winzigen
Drüsen, die in der Schleimhaut des Magen-Darm-Traktes
liegen. Sie produzieren gleichzeitig Schleim zu ihrem
eigenen Schutz. Ohrspei-
cheldrüse, Unterzungendrüse
und Unterkieferdrüse sind
selbständige Organe, die ihren
Verdauungssaft in den Mund
abgeben. Im Bauchraum sind
es die gallebildenden Leberzellen und die Bauchspeicheldrüse (Pankreas), die mit ihren Ausführgängen in
den Zwölffingerdarm münden (Grafik). Auf diese Weise
ist die Nahrung bei ihrem Weg durch das Verdauungsy-
stem unterschiedlichen Verdauungssäften ausgesetzt.
Die darin enthaltenen Spalteiweiße (Fermente,
Seite 88) zerlegen die Nahrung so, daß Eiweiß-,
Kohlenhydrat- und Fettbausteine durch die Schleim-

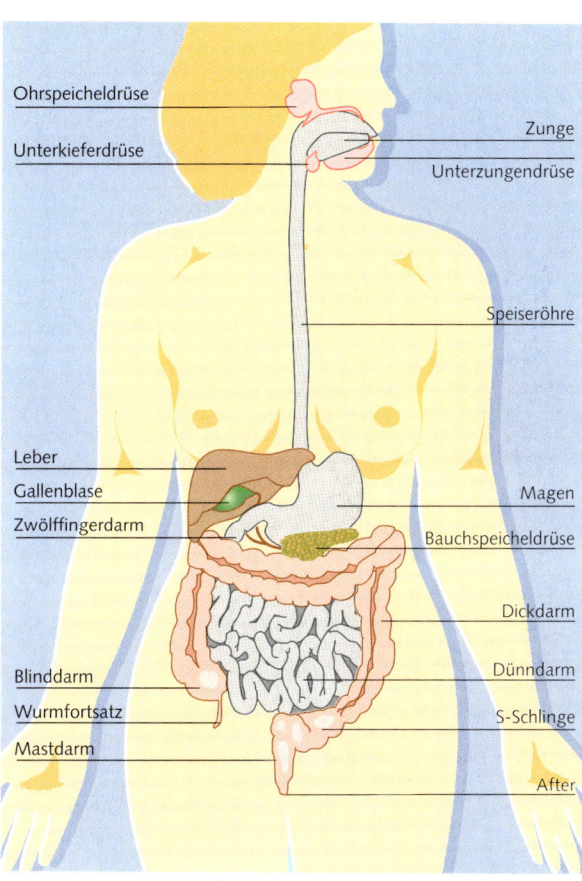

**Alle diese Organe werden
benötigt, um körper-
fremde in körpereigene
Substanzen umzuwandeln.**

Der Weg der Nahrung durch das Magen-Darm-System
• Die aufgenommene Nahrung wird im Mund zerkleinert und mit dem Speichel vermischt.
• Der Nahrungsbrei wird geschluckt und sowohl im Magen als auch im Dünndarm von Verdauungssäften durchsetzt.
• Der Darminhalt kommt mit den Darmwänden in Berührung, damit die durch die Verdauungssäfte aufgeschlossenen Nahrungsbestandteile von den Darmzotten (Seite 9) aufgenommen werden können.
• In Dünn- und Dickdarm wird aus dem Speisebrei Wasser zurückgewonnen.
• Der nachfolgend im Enddarm gespeicherte Stuhl soll täglich ausgeschieden werden.

haut in das Blut und ein Teil der Fettbausteine in die Lymphe aufgenommen werden können. Die Pfortader (Seite 89) leitet das mit Nährstoffen beladene Blut aus dem Dünndarm zur weiteren Verarbeitung in die Leber. Erst von dort gelangen die Nährstoffe zu allen Zellen unseres Körpers.
Die komplizierten Vorgänge beim Stoffwechsel bewirken, daß Giftstoffe und körperfremdes Eiweiß unschädlich gemacht werden. Denn Nahrung kann zum Gift werden, wenn die Eigenschaften, die sie außerhalb unseres Körpers besitzt, unverändert in den Körper hineingetragen werden. Nahrung, die nicht richtig verdaut wird, ist letztlich giftig. Oder anders ausgedrückt: Nur Nahrung, die richtig verdaut wird, kann ernähren!

Das Magen-Darm-System

Wenn nur eines der am Magen-Darm-System beteiligten Organe erkrankt, kann Verdauung nicht funktionieren. Damit Sie sich im Falle von Beschwerden ein Bild machen können, welches Organ eventuell betroffen ist, möchte ich sie Ihnen hier genauer vorstellen.

So lange bleibt Nahrung im Magen

• *Milchprodukte: 1 bis 2 Stunden*
• *Gemischte Kost: bis zu 4 Stunden*
• *Fette: oft mehr als 5 Stunden.*

Der Magen
Nach der Passage durch die Speiseröhre ist der Magen die erste Station für den Speisebrei (Grafik Seite 5). Wie lange er im Magen bleibt, hängt vor allem von seiner Zusammensetzung und Menge ab.
Die kräftigen Muskelbewegungen des Magens durchmischen den Speisebrei mit dem Magensaft.
Der Magensaft ist eine stark saure Flüssigkeit. Er enthält hauptsächlich Salzsäure, ein eiweißverdauen-

des Ferment (Seite 88) und in großen Mengen Schleim zum Schutz der Schleimhaut. Die Salzsäure bildenden Belegzellen (Seite 88) geben gleichzeitig basisches Carbonat (Seite 88) direkt in das Blut ab. Die Absonderung des Magensaftes – 1 bis 2 Liter täglich – setzt bereits ein, wenn wir nur ans Essen denken.

Der aufbereitete Speisebrei wird in kleinen Portionen durch den Magenpförtner (Seite 89) in den Zwölffingerdarm gepreßt. Dies geschieht nur dann, wenn der vorhergehende Schub bereits weitertransportiert wurde und so Platz gemacht hat. Der Magen ist das Verdauungsorgan, das am deutlichsten für uns wahrnehmbar ist: Wir spüren, wenn uns etwas »schwer im Magen liegt«. Magenbewegung und Verdauungssäfte werden durch Freude am Essen und durch eine gelöste Atmosphäre während der Mahlzeit, aber auch durch gutes Kauen gefördert. Andererseits kann uns beim Anblick einer unappetitlichen Speise der Appetit vergehen, ebenso, wenn uns etwas bekümmert. Der Magen ist außerordentlich empfänglich für gefühlsmäßige Einflüsse, vor allem wenn man Ärger oder Überforderung »in sich hineinfrißt«.

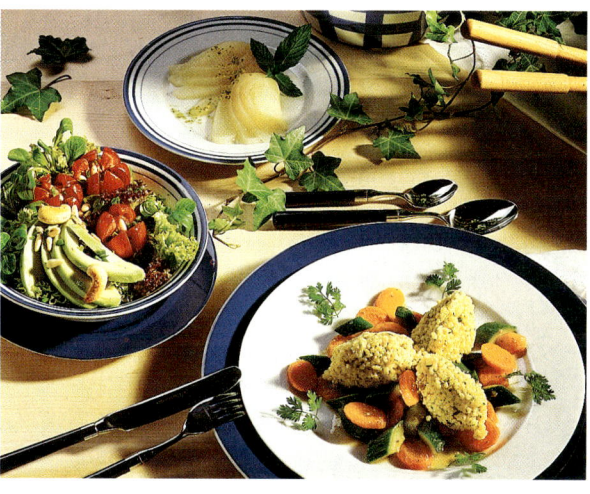

Schon der Anblick eines schönen Essens regt die Verdauungssäfte an.

Ärger ist für den Magen schwer verdaulich.

Der Zwölffingerdarm
Das an den Magen anschließende Stück des Dünndarms (Grafik Seite 5) hat etwa die Länge von 12 Fingerbreit (daher der Name). Geformt wie ein großes C, umfaßt der Zwölffingerdarm den Kopf der Bauchspeicheldrüse, die mit ihrem Ausführungsgang – zusammen mit dem der Gallenblase – in dieses Darmstück mündet. Störungen im Magen betreffen oft auch den Zwölffingerdarm.

Die Bauchspeicheldrüse
Die Bauchspeicheldrüse ist ein längliches, quer im linken Oberbauch liegendes Organ (Grafik Seite 5). Der

Insulin, das Hormon für die Verdauung von Kohlenhydraten, wird in der Bauchspeicheldrüse gebildet.

sehr dünnflüssige basische Verdauungssaft der Bauchspeicheldrüse enthält Spaltstoffe (Fermente, Seite 88) für die Verdauung von Eiweiß, Kohlenhydraten und Fett, die aber erst im Darm in ihre wirksame Form übergeführt werden. Die Inselzellen (Seite 88) der Bauchspeicheldrüse bilden Insulin, das direkt in das Blut gelangt und als Hormon für den Stoffwechsel der Kohlenhydrate von großer Bedeutung ist.

Die Bedeutung der Leber

Die Leber ist die größte Drüse des menschlichen Organismus und liegt in der Bauchhöhle, rechts unterhalb des Zwerchfells (Grafik Seite 5). In ihr wird Tag und Nacht Gallenflüssigkeit gebildet.

Die Nahrungsbausteine aus dem Darm gelangen über die Pfortader (Seite 89) zur Leber. Sie baut daraus energiereiche Substanzen auf, die über den Blutkreislauf überall dorthin transportiert werden, wo sie zur Ernährung und Erneuerung der Zellen sowie für die Energiegewinnung nötig sind. Die Leber produziert auch wichtige Hormone (Seite 88), Fermente und Substanzen für die Blutgerinnung.

Nicht zuletzt ist die Leber das Entgiftungsorgan unseres Körpers schlechthin: Schädliche Abbauprodukte aus dem Darm, Alkohol, Medikamente, Konservierungsmittel, Insekten- und Unkrautvertilgungsmittel, Autoabgase und Blei sowie alle sonstigen Gifte aus unserer hochbelasteten Umwelt gelangen dorthin. Auch die Funktion der Leber ist sehr stark von Störungen körperlicher und seelischer Natur (Seite 14) abhängig.

Darmzotten im Mikroskop. Hier befinden sich Zellen, die – ähnlich wie die Leberzellen – Verdauungssaft produzieren.

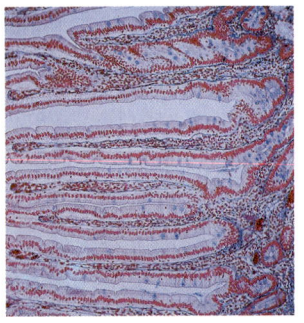

Die Gallenblase

Die Gallenblase hängt am Unterrand der Leber. Sie sammelt den in den Leberzellen gebildeten Gallensaft und gibt ihn nach Bedarf in den Zwölffingerdarm ab. Die Galle ist eine basische (Seite 88) Flüssigkeit, die vor allem zur Fettverdauung notwendig ist und dazu beiträgt, den aus dem Magen kommenden sauren Speisebrei zu neutralisieren. Außerdem wirkt sie im Darm desinfizierend und fäulnishemmend. Sie ist auch in der Lage, einen Teil der bei der Verdauung entstehenden giftigen Substanzen so lange an sich zu binden, bis sie über den Blutkreislauf der Leber wieder zugeführt und dort unschädlich gemacht werden.

Dünndarm

Der Dünndarm (Grafik Seite 5) ist der Ort intensivster Verdauungsvorgänge. Seine Schleimhaut ist in unzähligen feinen Ausstülpungen blatt- und fingerförmig aufgefaltet (Grafik). Diese Falten sind dicht mit Zotten besetzt, die ihrerseits wieder aufgefaltet sind (Bürstensaum). Sie ragen frei in die Dünndarm-Lichtung hinein und vergrößern so die Oberfläche der Schleimhaut um ein Vielfaches. Die Fläche der Schleimhaut soll 200 Quadratmeter betragen. Neben Bauchspeicheldrüse und Leber geben die zahlreichen Drüsen der Darmzotten die Hauptmenge an Verdauungssäften ab. Die Zotten sind der Ort für die Aufnahme der Nahrungsbausteine in die Blut- und Lymphbahn. Außerdem resorbieren sie einen Großteil des im Darm befindlichen Wassers. Am Zottengrund gibt es zusätzliche Drüsen, die Stoffwechselabfälle ausscheiden können. Diese Fähigkeit des Darms ist wenig bekannt.

Die Auffältelung der Darmschleimhaut in Falten, Zotten und den Bürstensaum vergrößert die Darmoberfläche auf das 200fache.

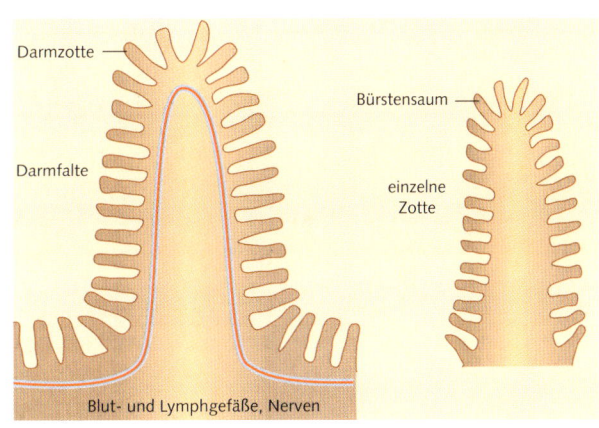

Darmzotte

Bürstensaum

Darmfalte

einzelne Zotte

Blut- und Lymphgefäße, Nerven

Dickdarm

Der Dickdarm (Grafik Seite 5) bildet zusammen mit dem Mastdarm den letzten Teil des Magen-Darm-Kanals. Er legt sich wie ein Kranz um den Dünndarm. Seine Schleimhaut besitzt keine Zotten mehr, dafür tiefe Krypten (Seite 88), die überwiegend von schleimbildenden Zellen ausgekleidet sind. Hier werden dem Speisebrei weiter Wasser und Mineralstoffe entzogen. Der Dickdarm besitzt charakteristische Einschnürungen, die lokale Mischbewegungen ermöglichen. Bei jeder Mahlzeit reagiert der Dickdarm mit starken Bewegungen, die den Speisebrei in Richtung Darmausgang schieben (gastrocholischer Reflex).

Tägliche Wasser-Rückgewinnung im Darm:

- *1,5 Liter aus Nahrung, Speichel, Magensaft, Galle, Pankreas*
- *6 Liter aus Dünndarmsäften*

Blinddarm

Der im Volksmund gebräuchliche Ausdruck »Blinddarm« bezeichnet eigentlich das blinde Ende des Dickdarms (Grafik Seite 5). Am Blinddarm hängt der »Wurmfortsatz« (die Appendix), der bei einer »Blinddarm«-Operation entfernt wird. Da der Wurmfortsatz reichlich mit Lymphorganen ausgestattet ist, wird er auch »Darmmandel« genannt.

Enddarm (Mastdarm)

Speicher- und Auffangorgan für den Stuhl ist der Enddarm (Grafik Seite 5). Der Darmausgang wird von einer doppelten Muskelschicht verschlossen – einer inneren, die unwillkürlich funktioniert, und einer äußeren, die dem Willen unterworfen ist. Diese Muskeln befinden sich in ständig zusammengezogenem Zustand. Die Stuhlentleerung ist ein komplizierter Vorgang, den willentlich zu regulieren wir in der frühen Kindheit lernen. Dabei müssen die Muskeln gemeinsam erschlaffen, der entsprechende Druck der Bauch- und Beckenbodenmuskulatur befördert den Stuhl hinaus. Die Afterschleimhaut besitzt sehr viele schmerzleitende Nervenfasern, die im übrigen Mastdarm fehlen.

Bitte beachten Sie
Wenn Sie Schmerzen beim Stuhlgang haben, wenn Ihr Darmausgang schmerzt und brennt, wenn Sie in diesem Bereich unter starkem Juckreiz leiden oder wenn Sie gar Blut im Stuhl entdecken, müssen Sie die Ursache unverzüglich vom Arzt klären lassen.

Die Darmbewegung (Peristaltik)

Für den Transport des Speisebreis

Ein den Verdauungstrakt begleitendes Muskelsystem sorgt mit rhythmischen Bewegungen für die Weiterbeförderung und Durchmischung des Speisebreis. Die Gesamtheit seiner Muskelbewegungen nennt man Peristaltik. Die Muskulatur des Verdauungssystems reagiert auf die Menge und auf die chemische Zusammensetzung des Speisebreis. So öffnet sich der Magenpförtner (Seite 89) erst dann, wenn der Speisebrei aus dem Zwöffingerdarm weitertransportiert wurde.

Die Darmflora

Bakterien sind überall, sie besiedeln unsere Haut und unsere Schleimhäute in einem dichten Rasen. Mit dem Augenblick unserer Geburt beginnt die lebenslange Auseinandersetzung, zugleich aber auch Lebensgemeinschaft (Symbiose, Seite 89) mit diesen Keimen.

Vor allem der untere Teil des Dünndarms bis hin zum Ende des Dickdarms ist zunehmend von Bakterien besiedelt. Eine intakte Bakterienflora im Darm ist für die Gesundheit unentbehrlich: Säurebildende Keime verhindern Fäulnis und das Wachstum fremder, schädlicher Bakterien. Anderen verdanken wir die Bildung von Vitaminen, beispielsweise aus der Vitamin-B-Reihe und das für die Blutgerinnung zuständige Vitamin K.

Was Darmbakterien für uns tun
- Sie bauen das körpereigene Abwehrsystem auf.
- Sie verhindern das Wachstum fremder Keime und Fäulniserreger.
- Sie programmieren die Zellen unseres Immunsystems (Seite 12).
- Sie fördern die Peristaltik.
- Sie helfen bei der Verdauung von Zellulose (Seite 89).
- Sie bilden Vitamine.

Je nach Ernährung verändern sich die Lebensbedingungen (das Milieu) für die Darmbakterien und damit die Zusammensetzung der Darmflora. Antibiotika und Abführmittel, Entzündungen im Magen-Darm-Bereich sowie generell alles, was den Ablauf einer geregelten Verdauung behindert, kann die Darmflora stören oder sogar zerstören. Mit einer gestörten Darmflora verschlechtert sich aber auch das Immunsystem und man wird leichter krank.

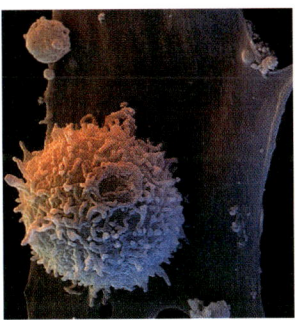

Immunzelle (Lymphozyt) im Elektronen-Mikroskop

Darm und Immunsystem

Unser Verdauungssystem ist von Bindegewebe umgeben, das auffallend reich an Lymphknoten und Lymphgefäßen ist. Hier befinden sich die Lymphozyten, die das aus Milliarden von einzelnen Immunzellen (Foto) bestehende Abwehr- oder Immunsystem bilden. Lymphozyten sind hochspezialisierte Abwehrzellen, die ihre Ausbildung entweder in der Thymusdrüse (T-Zellen) oder im Knochenmark (B-Zellen) erhalten. Bei jedem neuen Kontakt mit Bakterien werden Lympho-zyten auf deren Kennzeichen programmiert. Diese Information geht an andere Lymphozyten (Erken-nungs-, Gedächtnis- und Freßzellen) im gesamten Körper.

Nur eine gesunde Darmflora garantiert, daß unser Abwehrsystem funktionstüchtig bleibt!

Der Darm mit seinen vielen symbiontischen und fremden Bakterien ist gleichsam das Trainingslager des Immunsystems. Hier werden die praktischen Erfah-rungen für die Immunabwehr im gesamten Körper erworben. Deshalb beeinträchtigt alles, was den Darm schädigt, auch das Immunsystem.

Verdauungssystem und Atmung

Die enge Nachbarschaft zwischen Atmungs- und Verdauungsorganen führt dazu, daß sich Atmung und Verdauung gegen-seitig beeinflussen.

Unser Bauchraum ist von einer zarten, feuchtglänzen-den Haut ausgekleidet, dem Bauchfell (Peritoneum). Es ermöglicht das reibungslose Gleiten der Bauchor-gane, die ebenfalls von dieser Gleitschicht überzogen sind. Nach oben, gegen den Brustraum, wird die Bauchhöhle kuppelartig vom Zwerchfell begrenzt, einer dünnen, sehr elastischen Muskelplatte, die sich beim Atmen bewegt (Grafik). Beim Einatmen, wenn sich die Lunge mit Luft füllt, wird das Zwerchfell in Rich-tung Bauchraum ge-dehnt. Beim Ausatmen wird es vom elastischen Lungenzug nach oben mitgenommen, da die Lunge ihr Volumen verkleinert.

Störungen im Darmbe-reich können die Zwerch-fell-Atmung behindern: Ein überfüllter Magen, ein geblähter Bauch, schlaffe Därme und eine ausgeleierte Bauchdecke

Lunge

Herz

Zwerchfell

Magen

Dickdarm

Dünndarm

sind mechanische Hindernisse, die eine Bewegung des Zwerchfells beeinträchtigen. Es entsteht ein Teufelskreis, weil damit der anregende Einfluß der Zwerchfellatmung auf die Verdauungsorgane (Kasten) entfällt.
Zusätzlich entsteht das Problem, daß die Lunge versucht, sich auf andere Weise Platz zu schaffen: Die normalerweise nur wenig gebrauchte Hilfsmuskulatur zwischen den Rippen wird verstärkt eingesetzt. Dabei fixiert sich der Brustkorb häufig in dieser aufgeblasenen Stellung; das Brustbein wölbt sich nach vorne, die Rippen verharren in einer Fehlstellung.

Wie richtige Atmung der Verdauung hilft
• Die Peristaltik wird angeregt.
• Es entstehen Druckschwankungen, die den Blutzustrom und den Blut- und Lymphabfluß fördern.
• Der Abfluß der Verdauungssäfte aus Bauchspeicheldrüse, Gallenblase und den in der Darmwand befindlichen Drüsen wird verbessert.
• Die Sauerstoffversorgung der Bauchorgane wird erhöht.

Nervenfunktionen im Magen-Darm-Trakt

Der Magen-Darm-Trakt wird vom unbewußten (vegetativen oder autonomen) Nervensystem gesteuert, das so grundlegende Lebensfunktionen wie Atmung oder Stoffwechsel automatisch regelt. Es kann nur bis zu einem gewissen Grad von unserem Bewußtsein beeinflußt werden und hat seinen Ursprung in älteren Teilen unseres Gehirns und Rückenmarks.
Zwei Gegenspieler sind am vegetativen Nervensystem – dem Vegetativum – beteiligt:
• Der Sympathikus ist für das Handeln in der Außenwelt zuständig. Er bewirkt das Anspannen der Muskeln, die Beschleunigung von Herzschlag und Kreislauf, die Anregung der Nebennierenrinde zur Ausschüttung des Streßhormons Adrenalin. Gleichzeitig hemmt der Sympathikus die Verdauungsfunktionen.
• Der Parasympathikus, dem Sympathikus entgegengesetzt wirkend, steuert den Aufbau und die Regeneration des Körpers, Nahrungaufnahme und Verdauung, den Zellaufbau, die Ausscheidung und auch die Immun-(Abwehr-)bereitschaft.

Für die Verdauung zuständig: der Parasympathikus

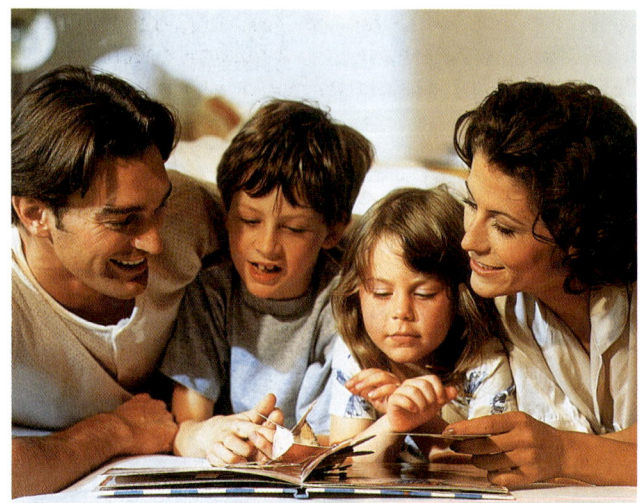

Geborgenheit in der Kindheit fördert die Eigenständigkeit und verhindert psychosomatische Beschwerden im Erwachsenenalter.

Psychosomatische Reaktionen

Das vegetative Nervensystem reagiert sehr empfindlich auf seelische Einflüsse. Überforderung und Angst können deshalb leicht zu Störungen oder Erkrankungen im Magen-Darm-System führen.

Die Entwicklungspsychologie lehrt, daß in bestimmten Zeiten unserer Kindheit unwiderrufliche Lernprozesse (Prägungen) stattfinden. Wenn Kinder in den beiden ersten Lebensjahren nur »abgespeist« werden, ist ihr Hunger nicht wirklich »gestillt«. Nahrung und Geborgenheitsgefühl gehören eng zusammen.

Ist beides in genügendem Umfang vorhanden, kann ein Kind Selbstsicherheit und Eigenständigkeit entwickeln. Werden die Bedürfnisse des Kindes dagegen wenig oder nur teilweise erfüllt, sind Störungen wie Durchfall, Bauchweh, Übererregung oder Apathie die Folge. In der Kindheit erlebter Schmerz kann später erneut aktiviert werden, wenn man überfordert ist, Angst hat oder sich

Grundlagen für psychosomatische Verdauungsbeschwerden

• Ekel und Erbrechen werden als Ungezogenheit angesehen.
• Statt Liebe gibt es Süßigkeiten.
• Die Mutter ist immer in Hetze. Sie nimmt sich keine Zeit, das Kind in Ruhe und mit viel Zuwendung zu füttern.
• Das Familienleben, in das der Säugling hineingeboren wird, ist gestört, es herrscht eine gespannte Atmosphäre.

verlassen fühlt. Schmerzen und Störungen im Magen-Darm-Bereich können demnach Ausdruck seelischen Schmerzes oder emotionaler Fehlentwicklungen sein.

Der überforderte Darm

Häufiger, als wir zu glauben bereit sind, kann der Darm nicht mehr arbeiten: Er ist durch Streß, falsche Eßgewohnheiten, Medikamente und vieles mehr überfordert. Und das sieht man auf keinem Röntgenbild! Da der Schmerz als wichtiges Signal für eine Störung hier meist fehlt, bleibt das Problem oftmals unbemerkt. Es ist das Verdienst des österreichischen Arztes Dr. F. X. Mayr (1875 bis 1965), den »überforderten Darm« trotz meist fehlender Beschwerden als Zivilisationskrankheit Nummer eins entdeckt zu haben.

Kennzeichen eines überforderten Darms
• Der Bauch ist zu groß, gebläht, zu prall, hängt entweder schlaff oder ist spastisch eingezogen. Bereiche des Bauches sind druckempfindlich.
• Fehlstellungen der Wirbelsäule, zum Beispiel Hohlkreuz.
• Schlechte Verfassung von Haut, sichtbaren Schleimhäuten, Haaren, Nägeln, Beinen (zum Beispiel gestaut oder Krampfadern).

Wenn bei ständiger Überbeanspruchung von Darmträgheit gesprochen wird, ist dies geradezu Hohn. Wer träge ist, tut weniger, als er wirklich leisten kann. Wer aber überfordert ist, kann nicht mehr, er hat zu viel getan. Ein überforderter Darm verdaut zunehmend schlechter. Das Unverdaute wird zum Gift, das zunächst die Darmschleimhaut schädigt. Da eine kranke Schleimhaut vermehrt Nahrungsbruchstücke aufnimmt, die sie normalerweise als körperfremd zurückweisen würde, sind weiter das Immunsystem und die Leber und nachfolgend der ganze Körper betroffen. Alle diese Vorgänge sind schleichend, deshalb dauert es oft Jahre, bis man sie als Krankheit bemerkt.

Krankheitsfolgen eines überforderten Darms
• Veränderung der Darmflora
• Anfälligkeit für Infektionen
• Überempfindlichkeit auf bestimmte Nahrungsmittel (Allergie)
• Kopfschmerzen
• Chronische Entzündungen
• Hormonelle Störungen
• Unterfunktion von Drüsen

Beschwerden und ihre Behandlung

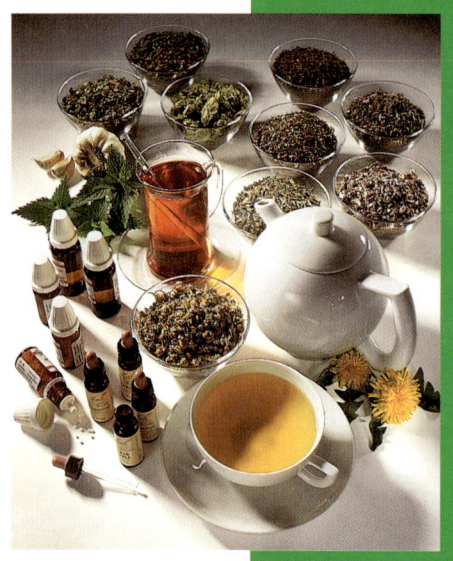

In diesem Kapitel erfahren Sie mehr über Ihre Erkrankung: wodurch welche Beschwerden ausgelöst werden, mit welchen naturgemäßen Anwendungen Sie sich selbst helfen können, wann Sie ärztliche Hilfe brauchen, welche Naturheilverfahren der Arzt einsetzt und wie Sie bei bekannter Diagnose die ärztliche Therapie unterstützen können.

Durch die alphabetische Anordnung können Sie die Information zu Ihren Beschwerden schnell auffinden.

So gehen Sie vor

Die folgenden Beschwerde-Steckbriefe enthalten jeweils eine Kurzinformation zur Erkrankung sowie eine Beschreibung der Symptome. So haben Sie die Möglichkeit zum Vergleich, um Ihre Beschwerden richtig einzuordnen. Bei den Behandlungsvorschlägen wird unterschieden zwischen Selbstbehandlung, ärztlicher und homöopathischer Behandlung. Bitte beachten Sie diese Unterscheidung ebenso wie die Hinweise, wann ein Arzt aufzusuchen ist.

Selbstbehandlung, homöopathische und ärztliche Behandlung

• Selbstbehandlung: Diese Methoden können Sie bedenkenlos selbst anwenden. Bei erklärungsbedürftigen Behandlungsmethoden führt Sie der Seitenverweis zu einer ausführlichen Beschreibung.
• Homöopathische Behandlung: Sie setzt bei Selbstanwendung Vertrautheit mit den Prinzipien der Homöopathie voraus. Wenn Ihnen die Erfahrung noch fehlt, lassen Sie sich bitte von einem homöopathisch ausgebildeten Therapeuten beraten.
Die empfohlenen Mittel lassen Sie – wenn nicht anders angegeben – vor dem Essen unzerkaut im Mund zergehen. Eine Gabe sollte jeweils aus 7 Globuli, 1 Tablette oder 7 Tropfen bestehen.

Dosierung der homöopathischen Mittel

• Ärztliche Behandlung: Hier werden Sie darüber informiert, für welche naturmedizinische Methode Sie gezielt einen geeigneten Therapeuten aufsuchen sollen. Die Seitenverweise führen zu einer ausführlichen Beschreibung der Behandlungsmethode, so daß Sie sich auf den Arztbesuch vorbereiten können.

Wann brauchen Sie einen Arzt?

In einem Ratgeber ist es nicht einfach, manchmal gar unmöglich, die Grenze zu finden, wie lange Sie die Behandlung selbst übernehmen können und ab wann Sie einen Arzt zuziehen sollten. Bedenken Sie, daß manche scheinbaren Krankheitssymptome eine gesunde Reaktion des Körpers darstellen. Wenn

Wann Sie einen Arzt zuziehen sollten
• Wenn die Beschwerden plötzlich und ungewohnt heftig auftreten,
• wenn die Beschwerden zunehmend schlimmer werden,
• wenn trotz eigener Bemühungen keine Besserung eintritt,
• wenn Sie bemerken, daß Ihre Beschwerden chronisch werden,
• wenn Sie sich sehr unsicher fühlen und sich keinen Rat wissen.

Sie zum Beispiel etwas Falsches gegessen haben, sollten Sie Durchfall und Erbrechen sogar fördern, um Ihrem Körper dabei zu helfen, die Giftstoffe wieder loszuwerden.

Fragen zur Lebensführung

• *Wo stehe ich?*
• *Wie lebe ich?*
• *Was möchte ich nicht anschauen?*
• *Was gilt es zu ändern?*

Verstehen Sie Ihre Krankheit als Signal dafür, daß etwas in Ihrer Lebensführung nicht in Ordnung ist. Überlegen Sie, was Ihnen das Signal sagen möchte. Nach meiner Erfahrung stehen Krankheiten für Fragen, die wir uns selbst noch nicht beantwortet haben. Nehmen Sie sich bitte die Zeit, diesen Fragen nachzugehen.

Abszesse und Fisteln

An der aufgefalteten Schleimhaut zwischen Mastdarm und After kann es zu Infektionen kommen. Der hierbei entstehende Eiter fließt normalerweise in die Darmöffnung ab. Ist dieser Weg aber beispielsweise durch harten Stuhl versperrt, sammelt sich der Eiter in der Tiefe an. Er durchbricht schließlich die Darmwand, gelangt in das den Darm umgebende Gewebe und bildet dort einen Abszeß, was mit erheblichen Schmerzen und oft auch mit Fieber verbunden ist. Der Eiter sucht sich nun einen Weg nach außen, wobei er entweder durch die Darmwand ins Darminnere durchbricht oder nach außen durch die Haut. Die Wege, die sich der Eiter dabei bahnt, nennt man Fisteln.

Selbstbehandlung
Es kommt vor allem darauf an, die Fistelbildung zu vermeiden und den Abszeß möglichst im Anfangsstadium zu entdecken. Dann kann durch
• Entleerung des Darms mit Hilfe von Bittersalz (Seite 27) und
• Einlaufserien (Seite 67)
der Abfluß des Eiters auf normalem Wege ermöglicht werden.

Zum Arzt ■

Suchen Sie auf jeden Fall einen Arzt auf, denn unter Umständen kann auch ein chirurgischer Eingriff nötig werden.

Homöopathische Behandlung
• Generell: Silicea D 6, 2mal eine Gabe sowie Nosode Tuberculinum D 200, 1mal monatlich 5 Globuli.
• Im akuten Zustand, wenn die Schmerzen stechend und klopfend sind: Hepar sulfuris D 4, 4mal täglich 1 Tablette.

• Wenn die akuten Beschwerden abgeklungen sind:
Hepar sulfuris D 12, 3mal pro Woche 1 Tablette.

Akute Verstopfung
Sie ist meist nur vorübergehend und tritt bei einem
Ortswechsel (Fremdklo-Effekt), bei ungewohnter
Nahrung, bei Aufregung oder Krankheit auf. Hier
dürfen Sie ausnahmsweise nachhelfen.

Selbstbehandlung
• Nehmen Sie 1 bis 2 Eßlöffel Rizinusöl, das wirkt
innerhalb von 2 bis 4 Stunden oder
• Bittersalz (Seite 27) oder F. X. Passage zur Darmrei-
nigung. Notfalls wiederholen Sie dies eine Stunde vor
dem Mittagessen.
• Für eine rasche und gründliche Darmentleerung:
Klistier (Einlauf, Seite 67).
• Bei Ortswechsel: vor den Mahlzeiten Bitterdrogen
(Amara-Tropfen von Weleda) oder den Gallefluß
anregende Mittel (Aristochol) einnehmen.

Akuter Durchfall
Er ist im Gegensatz zum chronischen Durchfall
(Unterscheidung: Seite 34) recht harmlos und im
allgemeinen nach ein oder zwei Tagen ausgestanden.
Er tritt meist auf nach unverträglichem Essen, bei
Sommergrippe, wenn man sich sehr aufregt oder vor
etwas Angst (»Schiß«) hat.

Selbstbehandlung
• Legen Sie sich mit einer Wärmflasche auf dem
Bauch (nur wenn angenehm) oder mit einem feucht-
heißen Bauchwickel (Seite 68) ins Bett. Sorgen Sie für
warme Füße.
• Da Sie viel Flüssigkeit verlieren, sollten Sie Tee
trinken, in kleinen Portionen über den Tag verteilt:
Kamille oder Pfefferminze, jeweils dünn aufgegossen.
Enthalten Sie sich ein bis zwei Tage strikt jeglicher
Nahrungaufnahme.
• Bittersalz (Seite 27) zur Darmreinigung
• Einlaufserie (Seite 67), um die Ausscheidung des
giftigen Stuhls zu beschleunigen. Medizinische Kohle
oder Heilerde können hier unterstützend wirken.

■ **Zum Arzt**

*Bei akut auftretender
Verstopfung, begleitet von
plötzlichen heftigen
Beschwerden im Bauch
oder am Darmausgang.*

Das brauchen Sie für
einen Einlauf: Irrigator mit
Schlauch und Ansatzstück,
Vaseline, handwarmes
Wasser.

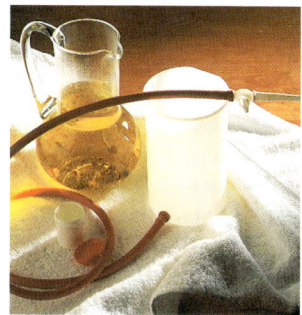

• Wenn der Hunger sich wieder meldet: langsamer Kostaufbau (Seite 63).

Homöopathische Behandlung
• Wenn Sie viel durcheinander gegessen haben: Nux vomica D 6.
• Nach fettem Essen: Carbo vegetabilis D 4.
• Bei stark wäßrigen Durchfällen, die sehr erschöpfen: Veratrum album D 6.
• Wenn der Durchfall begleitet ist von starkem Elendigkeitsgefühl, kaltem Schweiß – häufig gepaart mit Erbrechen: Arsenicum album D 12, 5 Tropfen in ein Glas mit gut warmem Wasser geben, schluckweise über den Tag verteilt trinken.
• Wenn der Stuhl hell und der Bauch gebläht ist: Chamomilla D 6, akut 2stündlich eine Gabe, bei Besserung 3mal täglich eine Gabe.
• Wenn Sie riesige Mengen Durchfall produzieren, Leere- und Elendsgefühl im Bauch verspüren und einen pappigen Mund haben; auch bei Magenkoliken: Podophyllum D 4, akut 2stündlich eine Gabe, bei Besserung 3mal täglich eine Gabe.
• Bei Durchfall vor Prüfungen: Gelsemium D 30, 2stündlich eine Gabe.

Nux vomica, das Heilmittel aus der Brechnuß, hilft bei zu viel Essen, Trinken, Rauchen.

Analekzem
Ein Ekzem im Bereich des Afters ist mit Sicherheit Ausdruck einer allgemeinen Vergiftung, wenn auch der Grad der Beschwerden von psychischen Komponenten bestimmt wird.

Selbstbehandlung
• Fastentage zur Entgiftung (Seite 62)
• Sanierung der Darmflora (Seite 51)
• täglich durchgeführte Reibesitzbäder (Seite 65)

Besonders wichtig: die Maßnahmen zur Entgiftung

Homöopathische Behandlung
• Bei morgendlichem Durchfall und übelriechenden Stühlen: Sulfur D 6 morgens und abends eine Gabe.
• Bei trockenem, schrundigem Ekzem; wenn der Patient träge ist und unter Verstopfung leidet und ein starkes Hungergefühl hat: Graphites D 6, 2mal täglich eine Gabe.

Analfissur

Die Analfissur ist eine Art Schrunde in der Afterschleimhaut, die durch sehr harten Stuhl hervorgerufen wird. Meist sind solche Fissuren sehr schmerzhaft, vor allem während der Stuhlentleerung und oft noch Stunden danach. Schlimmer ist das Krankheitsbild, wenn die Afterschleimhaut regelrecht eingerissen ist. Dann bekommt der unter ihr liegende Schließmuskel Kontakt mit dem Stuhl, was sehr schmerzhafte Krämpfe auslöst und oft sogar zu einem Dauerkrampf des Muskels führt.

Selbstbehandlung
Es ist grundlegend wichtig, für weichen Stuhl zu sorgen (»Verstopfung«, Seite 47) und die Ernährung umzustellen.
• Keinerlei Abführmittel (Seite 29)!
• Zweimal täglich ein warmes Sitzbad mit Kamille (Seite 65), übergangsweise können Sie schmerzlindernde Xylocain-Salbe aufbringen.

Homöopathische Behandlung
• Wenn der Stuhl eher durchfallartig ist und Sie trotzdem starke, unerträgliche Schmerzen haben und das Gefühl, als stecken Splitter in der Aftergegend (auch mit Juckreiz): Acidum nitricum D 6, 3mal täglich eine Gabe.
• Bei trockenen Ekzemen um den After (die das Einreißen begünstigen); wenn der Stuhl mit Schleim bedeckt ist: Graphites D 6, 2mal täglich eine Gabe.
• Bei nässenden Fissuren; wenn oft noch Stunden nach dem Stuhlgang Schmerzen vorhanden sind: Paeonia D 4, 3mal täglich eine Gabe.

Appetitstörungen

Der Appetit wird vom Appetit- beziehungsweise Sättigungszentrum in einem der ältesten Gehirnteile, dem Hypothalamus, gesteuert. Vielerlei Faktoren beeinflussen dieses System: die Dehnung des Magens, der Gehalt des Blutes an Fett- und Aminosäuren und an Zucker, die Zusammensetzung der Nahrung, Temperaturänderungen des Körpers und sicher auch die seelische Verfassung.

■ **Zum Arzt**

In sehr schlimmen Fällen kann der Arzt den Schließmuskel unterspritzen, also neuraltherapeutisch behandeln. Unter Umständen ist auch eine Dehnungsbehandlung notwendig.

■ **Zum Arzt**

• *Bei anhaltend unbegründeten Appetitstörungen.*
• *Bei Widerwillen gegen Nahrungsaufnahme oder bestimmte Speisen.*

Vorübergehend kann es eine sehr sinnvolle Maßnahme des Körpers sein, wenn er den Appetit drosselt, zum Beispiel bei hohem Fieber oder verdorbenem Magen. Dies sollte akzeptiert und unterstützt werden.

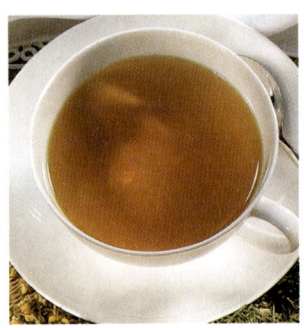

Bittertees regen den Appetit an.

Selbstbehandlung
Nach Ausschluß anderer organisch bedingter Ursachen durch den Arzt ist folgendes zu tun:
• Essen Sie nicht gegen Ihren Appetit. Bei einseitigem Bedürfnis nach Frischkost nur ganz kleine Portionen zu sich nehmen. Gute Appetitanreger sind Bitterstoffe, also Wermut-, Enzian-, Kalmus-, Tausendgüldenkraut-tee (besonders hilfreich bei schwacher Magensaftsekre-tion), Engelwurztee. Auch Küchenkräuter wie etwa Thymian regen Appetit und Verdauung an!
• Ermuntern Sie sich mit Bewegung (Seite 76), entspannen Sie mit Atemübungen (Seite 79) und autogenem Training (Seite 84).
• Kneippsche Güsse (Seite 66), Reibesitzbäder (Seite 65), heiße Bauchwickel (Seite 68) sind nützlich.
• Das Einnehmen von Verdauungsenzymen ist nur in solchen Fällen sinnvoll, in denen eine Regeneration der Verdauungsdrüsen nicht mehr zu erwarten ist (zum Beispiel bei schweren Organschädigungen oder bei alten Menschen).
• Darmreinigungskuren (Seite 50) oder eingeschobene Fastentage (Seite 62) verbessern die Funktion Ihres Verdauungssystems.

Zum Arzt ■

Bei auffällig häufigem oder lange anhaltendem Aufstoßen.

Aufstoßen
Ursachen sind häufig dieselben wie bei Blähungen. (Seite 25). Seltener ist es Folge krankhafter Prozesse, die sich in der Speiseröhre abspielen.

Bauchspeicheldrüsenentzündung (Pankreatitis)
Wenn Durchfälle von starken Schmerzattacken im Oberbauch begleitet sind, die sich gürtelartig um den Leib legen oder die nach rechts oder links in den Rücken ausstrahlen, kann es sich um eine akute »Bauchspeicheldrüsenentzündung« handeln. Sie kann sehr plötzlich nach großem Streß und starkem Ärger auftreten, ist aber im allgemeinen eine Folge chroni-scher Gallenwegserkrankungen. Auch Alkohol, längere

Zeit im Übermaß genossen, gilt als Ursache für diese
Entzündung.

Selbstbehandlung
Chronisch wiederkehrende Entzündungen der Bauch-
speicheldrüse erfordern eine grundlegende Sanierung
der Darmverhältnisse durch
• Fasten (Seite 62) oder
• Darmreinigungskuren (Seite 50)
• Änderung der Eßgewohnheiten (Seite 57).
• Behandlung der Darmflora (Seite 51).
• Täglich durchgeführte Reibesitzbäder oder Rumpffrei-
bebäder (Seite 65) unterstützen diese Maßnahmen.
• Heiße Bauchwickel (Seite 68) fördern die Durchblu-
tung des Organs.

Homöopathische Behandlung
• Bei Durchfall, Erbrechen und gleichzeitigem
Heißhunger; bei Durst auf kaltes Wasser: Phosphor
D 10, 3mal täglich eine Gabe.
• Bei Krämpfen, die plötzlich kommen und gehen:
Belladonna D 6, akut 2stündlich eine Gabe, bei Besse-
rung 3mal täglich eine Gabe.
• Wenn Übelkeit und Brechreiz, bitteres Aufstoßen
und kolikartige Durchfälle im Vordergrund stehen: Iris
versicolor D 8, 3mal täglich eine Gabe.
• Wenn Schmerzen blitzartig einschießen und Zusam-
menkrümmen Erleichterung bringt: Colocynthis D 6,
2stündlich eine Gabe.
• Als spezielles Mittel für die Bauchspeicheldrüse:
Eichhornia D 2, 3mal täglich eine Gabe. Zusätzlich
Remedium Pankreatis EKF (ein homöopathisches
Komplexmittel) nach Packungsvorschrift einnehmen.

Bauchweh
Bauchweh ist ein sehr allgemeiner Begriff: Alle Störungen im Magen-Darm-Bereich können davon begleitet
sein. Bauchweh tritt in allen Schweregraden auf,
angefangen von dem Gefühl, »einen Bauch zu haben«
– normalerweise spürt man ihn ja nicht – bis zu
schwersten Schmerzen.
Aber auch Störungen außerhalb des Verdauungstraktes
können mit Bauchschmerzen einhergehen, beispiels-

■ **Sofort zum Arzt**

*Wenn neben dem akuten
Schmerz und dem Durch-
fall zunehmende Unver-
träglichkeit von Essen und
starke Übelkeit auftreten.*

*Komplexmittel sind
homöopathische
Mischpräparate.*

*Bauchweh kann viele
Ursachen haben.*

Zum Arzt ∎

• *Bei allen sehr plötzlich einsetzenden starken Bauchschmerzen.*
• *Bei Bauchweh, das sich anfangs vielleicht nur zögernd bemerkbar macht, jedoch auf Selbstbehandlung nicht anspricht und zunehmend schlimmer wird.*

weise eine beginnende Rippenfellentzündung, Periodenprobleme, eine Bauchhöhlenschwangerschaft, eine Eierstockentzündung oder Nieren-Blasen-Erkrankungen.
Auch bei psychischer Belastung kann es zu außerordentlich starken Bauchschmerzen kommen.

Entscheidungshilfen
• Haben Sie etwas Unbekömmliches oder schwer Verdauliches gegessen oder getrunken, waren Sie in Hast, haben Sie die Nahrung schlecht zerkaut?
• Gibt es Probleme, die Sie im wahrsten Sinne des Wortes »nicht verdauen« können? (Psychotherapie, Seite 55 und Entspannung, Seite 78)
• Untersuchen Sie bei Kindern den Stuhl auf Würmer oder Wurmeier (Darmparasiten, Seite 30).
• Sind Sie auf Nahrungsmittel allergisch (zum Beispiel Gluten-Unverträglichkeit, Seite 46)?
• Vergleichen Sie Ihre Beschwerden mit denen von Brechdurchfall (Seite 27), Magengeschwür (Seite 39), Magenschleimhautentzündung (Seite 37), Blinddarmentzündung (Seite 26), Bauchspeicheldrüsenentzündung (Seite 22) und Sommergrippe (Seite 45). Entscheiden Sie dann, ob Sie einen Arzt benötigen oder selbst behandeln wollen.

Selbstbehandlung
• Bei Blähungen: Seite 25.
• Bei Gallebeschwerden: Leibwickel mit Schafgarbe (Seite 68), Pfefferminztee (Seite 71).
• Kommen die Beschwerden vom Magen: Behandeln wie Magenschleimhautentzündung (Seite 37).
• Haben Sie verdorbene Speisen oder zu viel durcheinander gegessen: Trinken Sie Wermut-, Tausendgüldenkraut- oder Kalmustee (Seite 72 und 73). Hier helfen auch ein Fastentag (Seite 62), eine Einlaufserie (Seite 67) und ein heißer Leibwickel (Seite 68).
• Bei Säuglingen, die gestillt werden, kann häufiges Bauchweh vermieden werden, wenn die Mutter keine Kuhmilchprodukte zu sich nimmt.
• Keine Wärmflasche oder heiße Bauchwickel, sie können im Falle einer Entzündung die Sache verschlimmern.

Vor dem Arztbesuch

• *Messen Sie Ihre Temperatur. Dies gibt erste Anhaltspunkte für die Diagnose.*
• *Nehmen Sie keinerlei Schmerzmittel ein, sie erschweren die Untersuchung und können das Krankheitsbild verwischen.*

Homöopathische Behandlung
• Bei krampfartigen Schmerzen, die zum Zusammen-
krümmen zwingen: Colocynthis D 6, stündlich eine
Gabe.
• Bei kolikartigen Schmerzen, die sich durch Wärme
und auf Druck bessern: Magnesium phosphoricum
D 3, bei einem Anfall stündlich eine Gabe.
• Bei Schmerzen, die kommen und gehen: Belladonna
D 4, stündlich eine Gabe.
• Nach dem Verzehr verdorbener Speisen und vielem
Durcheinanderessen: Nux vomica D 6, stündlich eine
Gabe.

Blähungen
Blähungen treten in unterschiedlichen Schweregraden
auf. Die häufigsten Ursachen sind
• Nahrungsmittelunverträglichkeit, schlechtes Kauen,
zu schnelles Essen, zu viel Essen, Durcheinanderessen,
leicht gärende Nahrung.
• Pilzbefall des Darms.
• Nahrungsmittelallergien.
• Gestörte Darmflora nach Antibiotikum-Therapie.
• Spezielle Bakterien und Viren.
• Mit Nahrungsmitteln aufgenommene Gifte.
• Überforderter Darm (Seite 15), Reizdarm und Reiz-
magen.
• Schwäche der Bauchspeicheldrüsenfunktion.
• Leber-Galle-Störungen (sind oft verbunden mit
starken Blähungen).
• Chronische Entzündung der Bauchspeicheldrüse
(Seite 22).

Die häufigsten Ursachen

Selbstbehandlung
Zur Unterstützung der ärztlichen Therapie:
• Heiße Leibwickel mit Kamille und Schafgarbe
(Seite 68), oder einen Heublumensack (Seite 69).
• Entblähende Tees aus Fenchel, Kümmel, Anis
(Seite 74).
• Vermeiden Sie die für Sie erfahrungsgemäß unver-
träglichen oder allergieauslösenden Nahrungsmittel.
Bemühen Sie sich, sorgfältiger zu essen.
• Medizinische Kohle oder Heilerde können Gase,
Bakterien und deren Gifte absorbieren.

■ Zum Arzt

• *Wenn die Blähungen
trotz sorgfältiger eigener
Bemühungen nicht besser
werden.*
• *Wenn sie den Bauch
ballonartig auftreiben.*
• *Wenn die Atmung so
stark blockiert wird, daß
Herzbeschwerden auftreten
(Roemheld-Syndrom).*

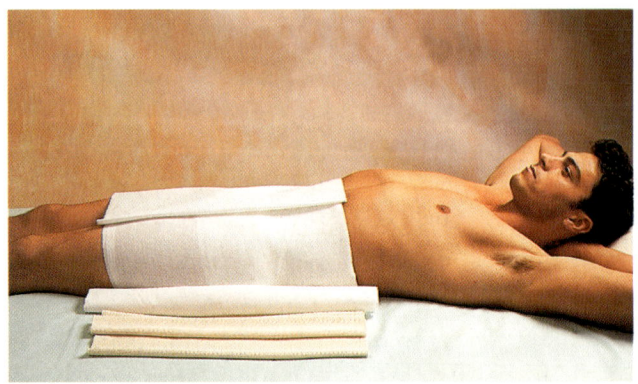

Heiße Leibwickel helfen bei vielen Verdauungsbeschwerden: Die Durchblutung wird gefördert und Verkrampfungen lösen sich.

• In chronischen Fällen: Darmreinigungskuren (Seite 50).

Homöopathische Behandlung
• Bei Blähungskolik mit aufgetriebenem Oberbauch: Chamomilla D 4, 3mal täglich eine Gabe.
• Bei sehr starkem Aufgeblähtsein, das Herzbeschwerden verursacht: Carbo vegetabilis D 6, 3mal täglich eine Gabe.
• Bei stark gespanntem Leib, Leberfunktionsstörung, großer Verdauungsschwäche: Lycopodium D 12, 3mal täglich eine Gabe.
• Bei dauerndem Aufstoßen und Rülpsen, Roemheld-Syndrom, stinkenden Winden: Asa foetida D 12, 3mal täglich eine Gabe.
• Bei Blähungskoliken nach vielem Durcheinanderessen: Nux vomica D 6, 3mal täglich eine Gabe. Nux vomica ist ein Mittel für reizbare Menschen.

Sofort zum Arzt ■

Sofort einen Arzt benachrichtigen, da eventuell operiert werden muß.

Blinddarmentzündung (Appendizitis)

Ist eine akute Blinddarmentzündung im Anzug, werden die Symptome deutlicher als bei der Blinddarmreizung (Seite 27): Fieber, Erbrechen, Übelkeit, Bauchkrämpfe. Der starke Schmerz kann Sie veranlassen, sich nach vorne zu krümmen und die Beine anzuziehen: eine reflektorisch ausgelöste Maßnahme, die die Spannung im Bauchfell und dadurch den Schmerz vermindert. Die Bauchdecke im Bereich des rechten Unterbauches ist möglicherweise sehr gespannt.

Selbstbehandlung
Bei einer chronischen Blinddarmentzündung sollten Sie einige
- Fastentage (Seite 62) einlegen,
- Einlaufserien (Seite 67) und
- Reibesitzbäder (Seite 65) machen.

Homöopathische Behandlung
Wie bei Blinddarmreizung, jedoch nur 3mal täglich eingenommen.

Blinddarmreizung
Die Blinddarmreizung ist eine leichte Entzündung des Wurmfortsatzes (Seite 10). Sie macht sich durch Ziehen im rechten Unterbauch, Stuhlunregelmäßigkeiten oder Wechsel zwischen Durchfall und Verstopfung bemerkbar.

Selbstbehandlung
- Einige Fastentage (Seite 62) mit Einnahme von Bittersalz und Einlaufserien (Seite 67).
- Eisbeutel auf den schmerzenden Bereich im rechten Unterbauch.

Homöopathische Behandlung
- In stündlichem Wechsel: Belladonna D 6 und Bryonia D 6, bei stechenden Schmerzen zusätzlich: Apis D 4, stündlich eine Gabe. Diese Medikamente können Sie auch, in etwas Wasser gegeben, mit einer Einmalspritze wie ein kleines Klistier in den Darm füllen.
- Bei Erbrechen, Übelkeit und Frösteln: Lachesis D 12, 3mal täglich eine Gabe.

Brechdurchfall
Beim Brechdurchfall treten Durchfall und Erbrechen gemeinsam auf; die Entleerung erfolgt also nach oben und unten.
Meist bestehen gleichzeitig Appetitlosigkeit, Leibschmerzen, starke Unruhe und Schwäche. Möglicherweise haben Sie auch Fieber oder einen aufgetriebenen Bauch.

Wichtig:
Weder Wärmflasche noch feuchtheiße Auflage, beides würde den Entzündungsvorgang beschleunigen!

So verwenden Sie Bittersalz
1 Kaffeelöffel Bittersalz in 1/4 Liter warmes Wasser geben und gut umrühren. Am besten schon am Vorabend ansetzen. Nüchtern und angewärmt eine halbe Stunde vor der Mahlzeit trinken.

■ Zum Arzt
Bitte gehen Sie schon bei verhältnismäßig geringen Beschwerden zum Arzt, da sich rasch eine Entzündung entwickeln kann.

Zum Arzt

• *Wenn bei derart heftigen Reaktionen keine eindeutig harmlose Ursache zu erkennen ist.*
• *Wenn die Durchfälle anhaltend, wäßrig und unstillbar sind.*

In seltenen Fällen sind Erbrechen und Durchfall die Folge eines Bandwurmbefalls (Seite 30). Häufig treten dann Leibschmerzen und Schwindelgefühl als zusätzliche Symptome auf. Es ist nicht immer einfach, die Diagnose zu stellen, weil nur gelegentlich einzelne, weißlich aussehende Glieder des Bandwurms im Stuhl abgehen.

Selbstbehandlung
• Nach dem Genuß verdorbener Nahrungsmittel, von zu viel Alkohol oder bei allergischen Reaktionen auf Nahrungsmittel: Lassen Sie den Dingen ihren Lauf. Zur Unterstützung Bittersalz (Seite 27) und Einlaufserien (Seite 67).
• Gegen unangenehme Beschwerden: heiße Bauchwickel (Seite 68) sowie Heilerde und medizinische Kohle (Seite 89) einnehmen. Vorsichtig und nur kaffeelöffelweise können Sie auch Wermut- oder Kamillentee (Seite 72 und 71) zu sich nehmen.

Homöopathische Behandlung
Wie bei Erbrechen (Seite 35) angegeben; zusätzlich
• Bei Übelkeit mit starker Brechneigung: Ipecacuanha D 4, 2stündlich eine Gabe.
• Bei Übelkeit mit Kältegefühl, kaltem Schweiß und Herzklopfen: Tabacum D 6, 2stündlich eine Gabe.
• Bei Durchfall: Podophyllum D 4, akut 2stündlich eine Gabe, bei Besserung 3mal täglich eine Gabe.
• Bei schleimigen Durchfällen und Erbrechen mit Schleim; wenn es schon durch den Geruch von Speisen zu Brechdurchfall kommt, und Sie zittrig und schwach sind: Colchicum D 6, 3mal täglich eine Gabe, notfalls 2stündlich.

Chronische Verstopfung

Seelische und körperliche Ursachen können zu Verstopfung führen.

Bei chronischer Verstopfung liegt die Störung im überforderten Darm (Seite 15), wofür zahlreiche körperliche und seelische Ursachen in Frage kommen. Die chronische Verstopfung wird von vielfältigen Symptomen begleitet: Bauchweh (Seite 23), Blähungen (Seite 25), Rückenschmerzen, Kopfschmerzen, Müdigkeit, Abgeschlagenheit, Hautausschläge an Rücken und Gesicht.

Selbstbehandlung

Die grundlegende Beseitigung chronischer Verstopfung fordert Ihre Ausdauer. Sie setzt Änderungen in Ihren Eß- und Lebensgewohnheiten voraus (Seite 57). Auch mit den folgenden Maßnahmen werden Sie nur Erfolg haben, wenn Sie mit Ausdauer und Regelmäßigkeit dabei bleiben.

• Beginnen Sie baldmöglichst mit einer Fasten- oder Darmreinigungskur (Seite 62 und 50) von mindestens 3 Wochen Dauer und stellen Sie sich darauf ein, diese später zu wiederholen.

• Trinken Sie nach dem Aufstehen ein Glas angewärmtes Wasser oder Molke (nicht aus dem Kühlschrank!). Trinken Sie auch tagsüber – möglichst stündlich – Wasser oder Kräutertee: Kümmel-, Fenchel-, Tausendgüldenkraut-, Anserinentee (Seite 71 bis 74), bei krampfbedingter Verstopfung den krampflösenden Melissentee (Seite 71); zur Anregung des Gallenflusses Tees aus Schafgarbe (Seite 73) oder anderen Bitterdrogen. Alkohol oder Kaffee sind nicht geeignet, sie binden Wasser in Ihrem Körper.

• Zur Anregung von Stoffwechsel und Darmtätigkeit: Reibesitzbäder für Frauen, Rumpfreibebäder für Männer (Seite 65 und 66), Kneippsche Güsse (Seite 66), feuchtheiße Bauchwickel (Seite 68) oder das Auflegen eines Heublumensackes (Seite 69).

• Gelegentliche Fastentage (Seite 62)

• Sanierung der Darmflora (Seite 51)

• Bei Leberstörungen: Bitterdrogen (Seite 72) zur Unterstützung der Leber, beispielsweise galletreibende Mittel wie Aristochol (Seite 19). Luvos Heilerde hilft bei der Entgiftung des Darms.

• Neigen Sie zu spastischer Verstopfung, sind Atemübungen (Seite 79) besonders wichtig. Wenn Sie tief in Bauch und Becken atmen lernen, werden Sie sich wie

Abführmittel

Das Verkehrteste bei einer chronischen Verstopfung ist, regelmäßig Abführmittel einzunehmen. Der Darm gewöhnt sich sehr schnell daran, und Sie müssen zu immer höheren Dosierungen greifen. Abführmittel und -tees - egal, ob chemischer oder pflanzlicher Herkunft - reizen die Darmschleimhaut. Sennes und Aloe sind geradezu Darmpeitschen! Durch Abführmittel gehen wichtige Mineralstoffe (wie Kalium und Kalzium) verloren. Auch die Darmflora (Seite 11) wird durch Abführmittel schwer geschädigt. Damit erweisen sich diese vermeintlichen Hilfen letztlich als Hemmnis für einen geregelten Stuhlgang.

■ Zum Therapeuten

• *Wenn alle diese Maßnahmen versagen.*

• *Wenn die seelische Zurückhaltung Ihre Körperfunktionen beeinträchtigt.*

• *Wenn Sie sich nicht verausgaben und nicht hingeben können.*

• *Wenn Sie alles in sich hineinfressen.*

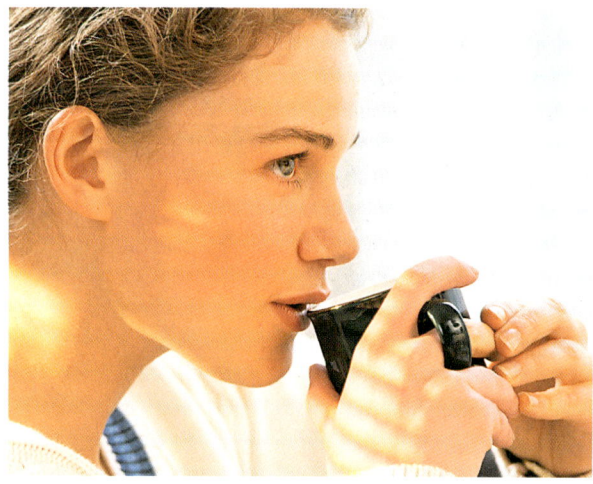

von selbst entspannen.
Autogenes Training
(Seite 84) ist eine weitere
Möglichkeit, Spannungszu-
stände zu vermindern.
• Zusätzlich können – von
Fachkräften durchgeführt –
Neuraltherapie (Seite 54),
Fußreflexzonenmassage
(Seite 54) oder auch Psycho-
therapie (Seite 55) Erleichte-
rung bringen. Zur Unterstüt-
zung einer Psychotherapie
sind Bach-Blüten (Seite 75)
geeignet.

**Bei chronischer Ver-
stopfung sollten Sie
keinen Alkohol und
keinen Kaffee trinken,
sondern Tees.**

Homöopathische Behandlung
• Bei starken Verkrampfungen: Magnesium phosphori-
cum D 4, 3mal täglich eine Gabe.
• Bei schmerzhaften und anstrengenden Stuhlsitzun-
gen: Alumina D 6, 3mal täglich eine Gabe.
• Bei vergeblichem Stuhldrang und Magen-Darm-
Krämpfen: Nux vomica D 4, 3mal täglich eine Gabe.
• Bei spastischer Verstopfung: Plumbum metallicum
D 6, 3mal täglich eine Gabe.
• Bei Bauchschmerzen und übelriechenden Winden:
Magnesium muriaticum D 6, 3mal täglich eine Gabe.
• Bei Verstopfung während der Schwangerschaft:
Collinsonia canadensis D 2, 3mal täglich eine Gabe.

Chronischer Durchfall
Wenn Durchfälle anhaltend und immer wiederkehrend
auftreten, müssen die Ursachen ärztlich geklärt werden. Immer häufiger sind Nahrungsmittelallergien der
Grund für chronische Durchfälle. Sie im einzelnen
herauszufinden, ist jedoch oft schwierig und erfordert
spezielle Testverfahren (Seite 52), die nur der Arzt
durchführen kann.

*Die Ursachen kann nur
der Arzt auffinden.*

Darmparasiten
Madenwürmer siedeln sich meist bei Kindern an, wenn
sie schmutzige Hände in den Mund stecken und dabei
die anhaftenden Wurmeier aufnehmen. Der Wurmbe-

fall kann dann die ganze Familie in Mitleidenschaft ziehen. Hervorstechendes Symptom ist der Juckreiz in der Aftergegend, der besonders nachts auftritt, wenn die Wurmweibchen ihre Eier um den Darmausgang herum ablegen. Hier ist nur durch sorgfältige Hygiene und ein vom Arzt verschriebenes Wurmmittel Abhilfe zu schaffen.

> **Wurm-Einlauf nach Dr. Stellmann**
> 375 Gramm gelbe Rüben und 3 ganze Knollen Knoblauch fein schneiden und in 1 Liter Wasser 45 Minuten kochen; durch ein feines Sieb gießen. Den Sud abkühlen lassen und einen Einlauf damit machen. Die Flüssigkeit so lange wie möglich im Darm behalten, dabei tief atmen.

Auch Spulwürmer, die aussehen wie Regenwürmer und bis 25 cm lang werden, erscheinen manchmal im Stuhl. Als Folge des Tourismus kommen sie wieder häufiger vor. Sie können Gallenstauungen und Infektionen der Gallenwege hervorrufen oder in seltenen Fällen auch einmal die Darmpassage verlegen. Als Maßnahme gilt hier ebenfalls: sorgfältige Hygiene; ein Wurmmittel verordnet der Arzt.

Selbstbehandlung
• Sorgfältige Hygiene
• Wurmvertreibender Einlauf nach Dr. Stellmann

Darmpolypen
Polypen sind gutartige Geschwülste, die vor allem der Schleimhaut des Dickdarms aufsitzen. Da sie so gut wie keine Beschwerden verursachen, werden sie meist nur zufällig entdeckt. Auch durch Blutbeimengungen im Stuhl sind sie nicht sicher zu erkennen, da sie, wenn überhaupt, nur schwach bluten.

Ärztliche Behandlung
Darmpolypen sollten nach Möglichkeit abgetragen werden, weil sie in einem verhältnismäßig hohen Prozentsatz zu Krebsgeschwüren werden. Mit der elektrischen Schlinge ist dieser Eingriff wenig belastend; wichtig sind regelmäßige Kontrolluntersuchungen. Zusätzlich verordnete Nosoden (zum Beispiel Nosode Poyposis recti) und die Beseitigung einer chronischen Darmüberforderung wirken sich günstig auf den Verlauf dieser Krankheit aus.

Die Beseitigung gutartiger Geschwülste

Homöopathische Behandlung
• Bei morgendlichem Durchfall und übelriechenden Stühlen: Sulfur D 6, morgens und abends eine Gabe.
• Bei trockenem, schrundigem Ekzem; wenn Sie träge sind, unter Verstopfung leiden und ein starkes Hungergefühl haben: Graphites D 6, 2mal täglich eine Gabe.

Dickdarmdivertikel

An schwachen oder brüchigen Stellen der Muskulatur im Enddarm stülpt sich die Schleimhaut nach außen; dieser Vorgang läuft unbemerkt ab. So entstehen kleine Säckchen, in denen sich Kot und Bakterien festsetzen können. Hierbei kann eine Entzündung mit Fieber und starken Schmerzen auftreten, ähnlich wie bei einer Blinddarmentzündung: die akute Divertikulitis. Wenn Divertikel platzen, fließt hochinfektiöser Stuhl in die Bauchhöhle, was eine sofortige Operation nötig macht.

Wann eine Operation nötig ist.

Selbstbehandlung
Um bei vorhandenen Divertikeln eine Entzündung zu vermeiden, sind wichtig:
• Regelmäßige Fastenkuren (Seite 62).
• Regelmäßiger Stuhlgang.
• Gründliches Abführen (Bittersalz, Seite 27).
• Einlaufserien mit Eichenrindenabkochung (Seiten 67 und 75).
• Kostumstellung (Seite 57).
• Zur Schmerzlinderung bei Entzündung: auf den linken Unterbauch gelegter Eisbeutel.
• Zur Schmerzlinderung ohne Entzündung: warme Leibwickel mit Kamille (Seite 68).
• Bei Krämpfen: Tees aus Schafgarbe, Kamille oder Pfefferminze (Seite 71 und 73).

Zum Arzt ■

• Bei unbeeinflußbaren, heftigen und immer wiederkehrenden Schmerzen im linken Unterbauch.
• Bei Fieber.

Homöopathische Behandlung
Wie bei Hämorrhoiden (Seite 36)

Dickdarmentzündung (Colitis ulcerosa)

Bei der Colitis stehen starke Darmkrämpfe im Vordergrund. Die Durchfälle treten bis zu 40mal am Tag und auch während der Nacht auf; oft sind sie mit Blut, Eiter und Schleim durchsetzt. Die Beschwerden können sich plötzlich einstellen, einige Tage andauern

und dann wieder vorüber sein; sie können aber auch –
und dies in der Mehrzahl der Fälle – immer wieder
auftreten, unterbrochen von mehrtägigen und mehr-
wöchigen Pausen. Während eines akuten Schubes
befindet sich die Dickdarmschleimhaut in einem
Zustand schwerster Entzün-
dung, die sich flächenhaft
ausbreitet.
Man nimmt heute falsche
Ernährung, Nahrungsmittelallergien, Schadstoffbela-
stungen (einschließlich
Quecksilber aus Amalgam-
plomben) und diverse
Erreger als Ursache an. Meist
lohnt es sich auch, nach
geopathischen Zonen (Erd-
verwerfungen, Wasseradern,
Magnetfeldern) suchen zu
lassen, die den Schlafplatz
belasten können. Dieser

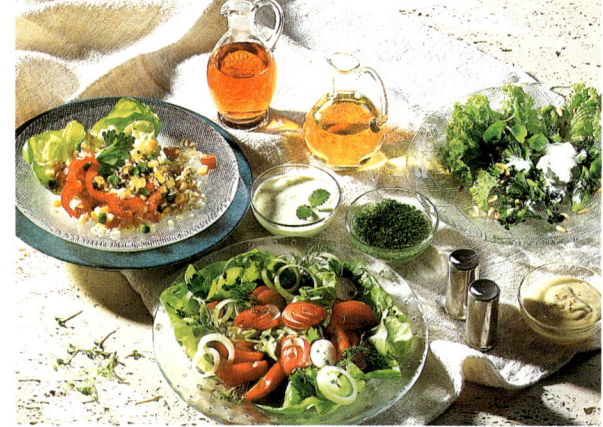

Aspekt wird sehr häufig unterschätzt, trägt aber zum
Krankheitsverlauf bei. Beginn und auch Besserung der
Beschwerden hängen deutlich mit der seelischen
Verfassung zusammen.

**Die Umstellung auf
biologisch hochwertige
Kost ist bei Darmentzün-
dungen dringend zu
empfehlen.**

Selbstbehandlung
Zur Unterstützung der ärztlichen Therapie:
• Darmreinigungskur (Seite 50).
• Umstellung auf vollwertige biologische Ernährung.
Alle gereinigten Kohlenhydrate, also Weißmehl und
Fabrikzucker, strikt meiden.
• Zur begleitenden Unterstützung der Entgiftung
durch die Leber: Lycopodium compositum (Wala) und
Bittertees (Seite 72).
• Luvos Heilerde Ultra wirkt entzündungshemmend
und neutralisiert den Darminhalt.
• Reibesitzbäder (Seite 65) und Kneippsche Güsse
(Seite 66).
• Eine psychotherapeutische Behandlung (Seite 55)
kann die Ursachen bekämpfen.
• Atemübungen (Seite 79) und autogenes Training
(Seite 84).

■ **Zum Arzt**

*Ziehen Sie zur Behandlung
unbedingt einen Arzt (für
Naturmedizin) zu Rate. Er
kann entscheiden, ob
weitere Maßnahmen nötig
sind.*

Dünndarmentzündung (Ileitis)

Dünndarmentzündungen müssen keinerlei Schmerzen verursachen und werden oft nicht bemerkt, da nur Durchfälle auftreten. Wenn diese jedoch immer wiederkehren, sollte man auch an die Ileitis denken. Sie wird durch verschiedene Erreger und durch anhaltende Fehler in der Ernährung verursacht. Hier können nur eine konsequent durchgeführte Darmreinigungskur (Seite 50) und eine grundlegende Umstellung der Eßgewohnheiten sowie eine Sanierung der Darmflora (Seite 51), alles unter ärztlicher Aufsicht, helfen.

Durchblutungsstörungen im Darm

Typisch dafür sind Schmerzen, die einige Minuten nach Nahrungsaufnahme beginnen und 2 bis 3 Stunden später wieder verschwunden sind. Durch verengte, starre Gefäße (heute selbst in jüngeren Jahren keine Seltenheit mehr) erhält die für die Peristaltik zuständige Darmmuskulatur nicht genug Sauerstoff, so daß eine Art Muskelkater entsteht, der sich im Magen-Darm-Trakt bis zur Unerträglichkeit steigern kann.

Selbstbehandlung

Um diese Krankheit an ihrer Wurzel zu behandeln, sind entschlackende Fastenkuren (Seite 62) und eine Umstellung der Ernährung (Seite 57) notwendig; Fett und Eiweiß müssen drastisch reduziert und selbstverständlich auch das Rauchen aufgegeben werden, um die Gefäßstörungen allmählich zu beseitigen.

Durchfall (Diarrhoe)

Das Auftreten von wäßrigem Stuhl (Durchfall) ist wie die Verstopfung keine Krankheit, sondern ein Krankheitssymptom. Ursache ist eine Schädigung der Darmschleimhaut. Sie kann durch zahlreiche Faktoren hervorgerufen werden, beispielsweise durch Überforderung des Darms, starke Aufregung oder Angst, Nahrungsmittelallergie, Nahrungsunverträglichkeit, Infektionen, Entzündungsvorgänge oder gestörte Darmflora. Durchfall kann aber auch das Begleitsymptom anderer Krankheiten sein.
Deshalb ist es bei Zweifel über die Ursache wichtig, den Arzt aufzusuchen. Bei der Behandlung wird zwischen

Zum Arzt ■

Bei immer wiederkehrenden Bauchschmerzen nach dem Essen.

Zum Arzt ■

• *Bei chronisch wiederkehrenden Durchfällen.*
• *Bei länger als zwei Tage anhaltendem Durchfall.*
• *Bei unklaren Ursachen für den Durchfall.*

akutem (Seite 19) und chronischem Durchfall
(Seite 30) unterschieden.

Erbrechen
Plötzlich einsetzendes Erbrechen ist häufig eine
sinnvolle Maßnahme des Körpers, Unbekömmliches
loszuwerden: zu viel Alkohol, zu viel Fett, überhaupt
zu viel oder zu viel durcheinander gegessene oder
verdorbene Nahrungsmittel. Ebenso kann hohes Fieber
oder starke seelische Erregung Erbrechen hervorrufen,
das die akute Störung mildert, so daß Sie sich danach
wieder besser fühlen.
Erbrechen kommt als Fastenkrise, in der Schwangerschaft, aber auch als Begleitsymptom vieler Krankheiten vor.
Die Therapie muß sich in diesen Fällen an der zugrun-
deliegenden Störung orientieren und kann nur vom
Arzt durchgeführt werden.

Erbrechen: sinnvolle Maßnahme des Körpers, um Unbekömmliches auszuscheiden

Selbstbehandlung
Zur Unterstützung der ärztlichen Therapie:
• Bettruhe, Wärme, das Auflegen von heißen Wickeln
(Seite 68) oder einem Heublumensack (Seite 69) auf
den Bauch oder in die Lebergegend wirken sehr
beruhigend und krampflösend (nicht bei akuter Blind-
darmentzündung!).
• Mit Fasten (Seite 62), Bittersalz (es wird jedoch bei
Erbrechen nicht immer vertragen, Seite 27) und
Einläufen (Seite 67) für einen guten Stuhlgang sorgen.
• Tees, dünn aufgebrüht und in kleinen Schlucken
genommen: Wermut, Kamille, Tausendgüldenkraut,
Melisse oder Fenchel (Seite 71 bis 74).
• Bei Erbrechen in der Schwangerschaft: Beim Schla-
fengehen ein Stück trockenes Brot mit ans Bett neh-
men; morgens vor dem Aufstehen sehr gründlich
kauen. Auch Kneippsche Kniegüsse (Seite 66) und eine
Fußreflexzonenmassage (Seite 54) helfen.

■ **Zum Arzt**

• *Wenn die Ursache für das Erbrechen nicht eindeutig harmlos ist.*
• *Bei morgendlichem Erbrechen in der Schwangerschaft.*

Erbrechen in der Schwangerschaft

Homöopathische Behandlung
• Bei Erbrechen mit kaltem Schweiß: Tabacum D 6
oder Veratrum D 6, 2stündlich eine Gabe.
• Bei Erbrechen nach Ärger: Chamomilla D 6 oder Nux
vomica D 6, 2stündlich eine Gabe.

• Bei Elendigkeitsgefühl im Magen: Ipecacuanha D 6, notfalls stündlich eine Gabe, 2stündlich eine Gabe.

Eßzwang (Bulimie)

Die Bulimie ist eine der Magersucht (Seite 41) entgegengesetzte Eßstörung und scheint immer häufiger aufzutreten. Anfälle von Heißhunger stehen im Vordergrund, bei denen wahllos gegessen wird, was erreichbar ist. Anschließend wird alles erbrochen. Hier gilt es, eine tieferliegende seelische Störung aufzudecken und mit Hilfe eines Therapeuten oder in Selbsthilfegruppen (Overeaters e.V.) zu lernen, besser mit sich umzugehen.

Appetitzügler

Dies sind Medikamente, die als Appetitbremse eingenommen werden: meist von Mädchen oder jungen Frauen, die Angst vor dem Zu-dick-Werden haben und eine Idealfigur anstreben. Vor diesen Mitteln muß dringend gewarnt werden! Sie können schwere gesundheitliche Störungen und körperliche Schäden verursachen.

Hämorrhoiden

In der Übergangszone vom Mastdarm zum After gibt es ein Geflecht von Blutgefäßen, das Hämorrhoidalgeflecht, dessen Füllung oder Entleerung reflektorisch gesteuert wird. Es hat die Funktion, in gefülltem Zustand wie ein Polster den After zu verschließen. Leiern diese Gefäße aus, entstehen Hämorrhoiden, die so ausgeprägt sein können, daß sie aus dem Schließmuskel heraushängen. Neben Blutungen kann es zu einem Enge- und Druckgefühl am Darmausgang kommen, zu Juckreiz und zunehmend auch zu schmerzhaften Krämpfen. Begünstigt wird die Entwicklung durch Verstopfung, zu harten Stuhl, sitzende Lebensweise, durch Pfortaderstauung oder durch überdehnte Därme, die den venösen Rückstrom aus dem Beckenraum behindern. Bei Pfortaderstauung als Ursache (Abklärung durch den Arzt) muß die Leber behandelt werden.

Die Eichenrindenabkochung sollte einmal täglich äußerlich angewendet werden.

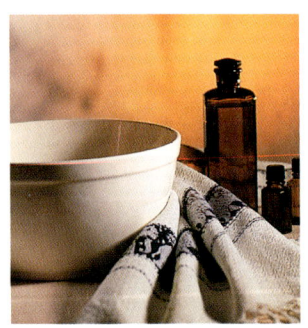

Selbstbehandlung
Maßnahmen, die den Stuhlgang auf natürliche Art fördern und generell den Darm in Ordnung bringen:
• Kalte Waschungen nach jedem Stuhlgang.
• Örtliche Behandlung mit Eichenrindenabkochung (Seite 75).

• Kühle Eichenrinden-Sitzbäder (Seite 65).
• Periodisches Einziehen und Wiederloslassen des Afters, wenigstens 100mal am Tag geübt, fördert die Pumpwirkung der Muskulatur auf das Hämorrhoidalgeflecht.

Training gegen Hämorrhoiden

Homöopathische Behandlung
• Bei schmerzhaften Hämorrhoiden, feuchten Absonderungen, Schmerzen während des Stuhlgangs und danach: Hamamelis D 4 oder Paeonia D 4, 3mal täglich eine Gabe.
• Wenn die Hämorrhoiden nachts im Bett jucken; wenn Sie übergewichtig und überhitzt sind, ein rotes Gesicht haben: Sulfur D 6, morgens und abends eine Gabe.

Magenschleimhautentzündung (Gastritis)

Die Entzündung der Magenschleimhaut ist die häufigste Magenerkrankung. Tritt sie chronisch auf, kann es zu schwerer Schädigung der Magenschleimhaut kommen, die dann nicht mehr genügend Säure produziert. Alle beim Reizmagen aufgeführten Ernährungsfehler, aber auch eine besondere Empfindlichkeit gegen Milch oder andere tierische Eiweiße können hier ursächlich sein. Dazu kommen seelische Probleme oder nervöse Reizbarkeit, die meist erhöhten Kaffee-, Alkohol- und Zigaretten-Konsum nach sich ziehen. Der Erreger Helicobacter pylori kann bei der Entstehung chronischer Gastritis und dem nachfolgenden Magengeschwür beteiligt sein.

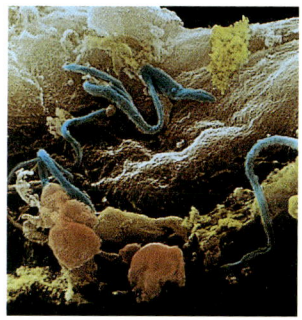

Helicobacter pylori, der Erreger chronischer Gastritis, im Mikroskop

Die Entzündung äußert sich – je nach Schwere der Erkrankung – in Sodbrennen (Seite 44), Magenschmerzen, Übelkeit (Seite 46), Erbrechen (Seite 35), Blähungen (Seite 25), Krämpfen, Durchfall (Seite 34) oder Verstopfung (Seite 47). Im akuten Fall können die Symptome zusammen mit Appetitlosigkeit und Schmerzen im Oberbauch heftig einsetzen, bei der chronischen Entzündung sind sie wechselnd und oft auch weniger ausgeprägt.

Selbstbehandlung
• Das Wichtigste: Einige Tage Bettruhe, gleichmäßige Wärme und das Herausgenommensein aus dem Alltag.

Zum Arzt ◾

*Wenn sich Magenstörungen
hartnäckig über längere
Zeit nicht auskurieren
lassen.*

T I P

**Vom Fachmann
durchgeführte
Neuraltherapie (Seite
54) und Fußreflex-
zonenmassagen
(Seite 54) sollten
Ihre Bemühungen
ergänzen.**

Rohkost gut kauen!

• Fasten Sie ein oder zwei Tage (Seite 62) und gehen
Sie dann auf Haferschleim über. Kauen Sie – auch
flüssige Nahrung – sehr gründlich. Meiden Sie unver-
trägliche und schwerverdauliche Nahrung wie Süßig-
keiten, Geräuchertes, Alkohol, zu Kaltes, zu Heißes, in
Fett Gebratenes.
• Schmerz- und krampflösende Tees wie Kamillen-
und Pfefferminztee (Seite 71) sowie generell als
Magentees Schafgarbe, Tausendgüldenkraut und
Wermut (Seite 72 und 73). Bei Magenbrennen und
Krämpfen bewährt sich Anserinentee (Seite 71).
Trinken Sie die Tees langsam, schluckweise und nicht
zu heiß.
• Mindestens einmal täglich, am besten morgens auf
nüchternen Magen, sollten Sie 1 Tasse gequollenen
Leinsamen einnehmen (Seite 70), kaffeelöffelweise und
leicht angewärmt.
• Heilerde, 3mal täglich 1 Kaffeelöffel eingenommen,
schützt Ihre Magenschleimhaut.
• Bei kolikartigen Schmerzen hilft Johannisöl, stünd-
lich 1 Kaffeelöffel.
• Bei Neigung zu Magenschleimhautentzündung:
Kalmuswurzel (Seite 73), tagsüber mehrmals ein
Stückchen davon kauen und einen möglichst regel-
mäßigen Tagesablauf einhalten (Seite 85).
• Zum Abbau von Übererregbarkeit sind Atemübungen
(Seite 79) und autogenes Training (Seite 84) empfeh-
lenswert.
• Zur grundlegenden Verbesserung: nach Abklingen
der akuten Entzündung eine Darmreinigungskur
(Seite 50) durchführen.
• Danach Umstellung auf vollwertige biologische Kost.
Wenn Sie entsprechend gut kauen, dürfen Sie auch
Rohes essen – vor den Mahlzeiten, jedoch nicht
abends.

Homöopathische Behandlung
Die Mittel müssen hier besonders gut ausgewählt
werden, beobachten Sie genau Ihre Symptome!
• Für gereizte, »saure« Menschen, die bei Verdruß und
Überarbeitung leicht zuviel Kaffee, Alkohol und Ziga-
retten konsumieren und eher zu Verstopfung neigen:
Nux vomica D 6, 3mal täglich eine Gabe.

- Bei Beschwerden, die nach seelischem Trauma wie Kummer und Enttäuschung auftreten; wenn alles auf den Magen schlägt, die Stimmung häufig wechselt und der Bissen im Hals steckenbleibt. Magenschmerzen und Erbrechen stehen im Vordergrund, abends bessern sich die Beschwerden: Ignatia D 6, 5mal 5 Tropfen über den Tag verteilt einnehmen.

Wenn seelische Probleme auf den Magen schlagen

- Bei Krämpfen und starkem Bedürfnis nach Wärme: Magnesium phosphoricum D 4, im akuten Stadium stündlich eine Gabe.
- Bei plötzlicher Magenkolik, rotem Kopf, hochempfindlichem Magen, Durstgefühl: Belladonna D 6, stündlich eine Gabe, bei Besserung 3mal täglich eine Gabe.
- Bei krampfartigen Beschwerden, wenn sie zusammen mit Aufstoßen von säuerlich schmeckendem Mageninhalt und Blähungen auftreten: Carbo vegetabilis D 4 oder D 6, stündlich eine Gabe.
- Bei großer Übelkeit, bei der Erbrechen keine Erleichterung bringt; bei schleimigem Durchfall, der mit Verstopfung wechselt: Antimonium crudum D 4, 2stündlich eine Gabe.
- Bei Sodbrennen, saurem Aufstoßen und saurem Erbrechen; wenn sich die Beschwerden durch Essen bessern: Robinia D 6, 3mal täglich eine Gabe.
- Bei Kränkungen und angestautem Ärger; wenn eine Neigung zu Verstopfung besteht; bei krampfartigen Magenbeschwerden: Staphisagria D 6, 3mal täglich eine Gabe.
- Isostoma (eine Mischung homöopathischer Mittel), stündlich eine Tablette, oder Gastritol nach Packungsvorschrift einnehmen.

Magen- und Zwölffingerdarmgeschwür

Ein Geschwür ist ein Schleimhautdefekt, der bis in die Muskelschicht der Schleimhaut reichen und im schlimmsten Fall diese auch durchbrechen kann. Dann kommt es zu einer akuten, lebensbedrohlichen Blutung, und der Inhalt von Magen beziehungsweise Zwölffingerdarm gelangt in die Bauchhöhle.
Die Ursachen für die Entstehung eines Magen- oder Zwölffingerdarmgeschwürs gleichen denjenigen der Magenschleimhautentzündung.

■ Zum Arzt

- *Um die Beteiligung von Erregern (Helicobacter pylori) und damit die Notwendigkeit von Antibiotika abzuklären.*
- *Um Antibiotika auszuleiten und die Darmflora wieder aufzubauen.*
- *Wenn Sie ein Geschwür ausheilen wollen.*

Chrakteristisch: Der »Nüchternschmerz«

Beim Magengeschwür kommen die Schmerzen sofort nach dem Essen, beim Zwölffingerdarmgeschwür leidet man unter dem »Nüchternschmerz«, der sich durch Nahrungsaufnahme sofort bessern kann. Oft wachen Betroffene in der Nacht mit heftigen Schmerzen im Oberbauch auf; mit einem Stück Brot lassen sich die Beschwerden lindern. Es kommt aber auch vor, daß ein Geschwür erst bei einer Untersuchung entdeckt wird oder wenn der Erkrankte plötzlich schwarzes Blut erbricht. Sodbrennen (Seite 44), saures Aufstoßen, häufig auch Verstopfung (Seite 47) können weitere Symptome sein.

Magen- und Zwölffingerdarmgeschwür sind typische Beispiele für eine psychosomatische Krankheit. Alle vorgeschlagenen Maßnahmen sind vergebens, wenn nicht gleichzeitig die Ursachen in die Behandlung einbezogen werden. Immer wieder kommt es vor, daß die Entzündung im Krankenhaus zwar relativ schnell abklingt, zu Hause aber oder in einer anderen belastenden Umgebung die alten Symptome wieder auftreten. Die Therapie seelischer Unstimmigkeiten kann kaum in dem Zeitraum abgeschlossen sein, in dem das Geschwür abgeheilt ist. Sie sollte auch nach Abklingen der akuten Erscheinungen fortgesetzt werden.

Wichtig

Fasten ist bei Magen- und Zwölffingerdarm-geschwüren absolut verboten!

Selbstbehandlung

Alle Empfehlungen bei der Magenschleimhautentzündung (Seite 37) helfen auch hier. Die therapeutischen Maßnahmen müssen jedoch über einen längeren Zeitraum durchgeführt werden.

• Bei Verstopfung: Rizinusöl – 1 bis 2 Eßlöffel – oder ein oder mehrere Einläufe (Seite 67).

• Bei starken Beschwerden: sehr leicht verdauliches Essen, gründlich gekaut. Kurzzeitig können Sie wieder mit Haferschleim und/oder Basensuppe (Seite 63, 64) beginnen. Sie spüren selbst am besten, wann Sie etwas kräftigere Kost vertragen.

• Auf jeden Fall meiden: Hülsenfrüchte, gekochter Kohl, frisches Brot, zu grobe Vollkornbrote, fette Backwaren, panierte Speisen, Weißmehl, Fabrikzucker, Süßigkeiten, Bohnenkaffee, Alkohol und Zigaretten.

• Bei akuten Schmerzen: das homöopathische Komplexmittel Isostoma; stündlich eine Tablette.

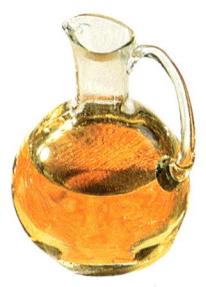

Rizinusöl – hilfreich, wenn gleichzeitig Verstopfung vorliegt.

• Leibwickel mit Kamille (Seite 68).
• Rollkur mit Kamillentee (Kasten).
• Tees wie bei Magenschleimhautentzündung (Seite 37)
• Entspannungsübungen (Seite 78), Atemübungen (Seite 79) oder autogenes Training (Seite 84); üben Sie mehrmals täglich.
• Neuraltherapie (Seite 54) und Fußreflexzonenmassage (Seite 54) ergänzen die Behandlung.
• Auch Bach-Blüten (Seite 75) können sehr hilfreich sein.

Rollkur
Einen gehäuften Eßlöffel Kamille mit 1/2 Liter kochendem Wasser übergießen, 10 Minuten ziehen lassen, abgießen. Trinken Sie diesen Tee nüchtern innerhalb von 10 bis 20 Minuten, morgens im Bett. Anschließend legen Sie sich 10 Minuten auf den Rücken, 10 Minuten auf die linke Seite (wichtig! wenn Sie rechts beginnen, läuft der Tee sofort durch den Pförtnermuskel aus dem Magen), 10 Minuten auf den Bauch und 10 Minuten auf die rechte Seite. Auf diese Weise kann der Kamillentee alle Teile des gereizten und entzündeten Magens erreichen und auf sie einwirken. Diese Rollkur führen Sie 10 bis 14 Tage lang täglich durch, auch wenn Sie keine Schmerzen mehr haben.

Vorbeugende Maßnahmen
Ist das akute Stadium überstanden, müssen Sie einem Rückfall vorbeugen: Beide Geschwüre werden leicht chronisch. Darmreinigungskuren (Seite 50, jedoch ohne Teefasten!), Umstellung der Ernährungsgewohnheiten (Seite 57), das Bemühen um einen regelmäßigen Tagesablauf (Seite 85) und Rücksicht im Umgang mit sich selbst tragen zu einer ausgeglichenen Gemütslage bei.
Immer wieder auftretende Konfliktsituationen im Beruf oder im persönlichen Bereich sollten Sie mit Hilfe eines Therapeuten zu klären versuchen.

Autogenes Training läßt sich überall leicht durchführen.

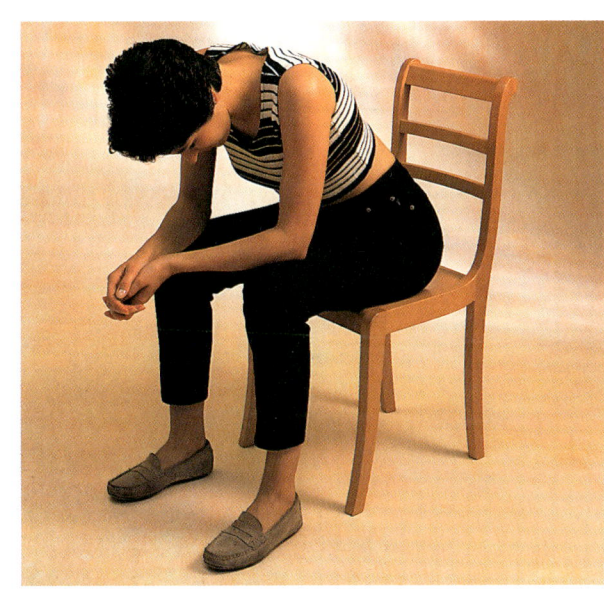

Magersucht (Anorexia nervosa)
Die Anorexia nervosa (Magersucht) ist eine schwerwiegende seelische Störung, bei der die Nah-

rungsaufnahme völlig verweigert oder die Nahrung heimlich erbrochen wird. Die Folge ist extreme Abmagerung mit allen daraus resultierenden Organschädigungen. Hier hilft nur eine Psychotherapie.

Morbus Crohn (Ileitis terminalis)

Eine Entzündung, die sich landkartenartig ausbreitet

Morbus Crohn befällt vor allem das untere Ende des Dünndarms. Diese Entzündung breitet sich landkartenartig aus und durchdringt wie ein Geschwür die Schleimhautschichten entlang der Lymphgefäße. Sie kann auf den übrigen Dünndarm und Dickdarm übergreifen. Bei Abheilung hinterläßt sie grobe Narben, eventuell auch Verengungen des Darms oder Fisteln (Seite 18). Ebenso wie bei der Dickdarmentzündung (Seite 32) treten krampfartige Schmerzen und häufige Durchfälle auf, die mit Schleim und Blut vermengt sind. Krankheitsbegleitend kann es zu Entzündungen an den großen Gelenken und an der Regenbogenhaut des Auges kommen. Die therapeutischen Maßnahmen gleichen denen der Dickdarmentzündung und sind dort beschrieben.

Mundgeruch

Mundgeruch entsteht durch mangelnde Mundpflege, kranke Zähne, chronische Mandelentzündung sowie Ausdünstungen und Ausscheidungen aus dem Magen-Darm-Trakt. Im letzteren Fall hilft eine Darmreinigungskur (Seite 50) und mehrmaliges Ölziehen nach Dr. Karach (Seite 76).

Zum Arzt ■

• *Wenn Ihre Durchfallerkrankung nicht nach zwei bis drei Tagen zum Stillstand kommt.*
• *Wenn Sie mehrmals stündlich Stuhlentleerung haben, die Durchfälle wäßrig sind, Sie Fieber bekommen und sich zunehmend schläfrig fühlen.*

Reisedurchfall (Reisediarrhoe)

Sie genießen Ihren Urlaub und plötzlich bekommen Sie Durchfall. Möglicherweise haben Sie sich mit krankmachenden Keimen infiziert, die Obst, rohe Salate, nicht mehr ganz frische Lebensmittel, Eiswürfel oder das Trinkwasser bevölkern. Oder Sie haben die für Sie ungewohnte Art der Speisezubereitung nicht vertragen.

Vorbeugende Maßnahmen

In den ersten Tagen der klimatischen und ernährungsbedingten Umstellung sind Sie besonders anfällig. Nach einer weiten Anreise macht es erfahrungsgemäß auch Schwierigkeiten, sich an den neuen Biorhythmus zu gewöhnen. Lassen Sie sich deshalb Zeit zum Eingewöhnen! Stürzen Sie sich nicht gleich in anstrengende Unternehmungen! Akklimatisieren Sie sich in jeder Hinsicht!

• Halten Sie Ihren Bauch gleichmäßig warm, am besten mit einer wollenen oder seidenen Leibbinde. Wenn Sie stark schwitzen und sich großzügig ihrer Kleider entledigen, unterkühlt Ihr Bauch und wird besonders empfindlich. Vorsicht mit kalten Getränken und Eis.

• Achten Sie auf strenge Hygiene, trinken Sie kein ungekochtes Wasser, gewöhnen Sie sich allmählich und in kleinen Mengen an die landesübliche Kost. Nehmen Sie zunächst nur Gekochtes, das frisch zubereitet ist, zu sich. Essen Sie nur schälbares Obst, kein rohes Gemüse, keinen Salat, keine Eiscremes. Vorsicht mit Wurst!

Lassen Sie sich in den ersten Tagen genügend Zeit zum Eingewöhnen!

Selbstbehandlung
• Bei Reisediarrhoe: wie bei akutem Durchfall (Seite 19)
• Bei starkem Mineralstoffverlust über den Darm (auch durch zusätzliches Schwitzen): das Mineralstoffpräparat Oralpädon (nach Packungsvorschrift) einnehmen.
• Medizinische Kohle (Seite 89) und Heilerde binden sehr wirkungsvoll Giftsubstanzen.
• Nach der Genesung: auf alles Rohe verzichten, nur abgekochtes Wasser trinken und entsprechend vorsichtig ernähren.

Beugen Sie vor
Unterstützen Sie Ihre Darmflora schon zu Beginn der Reise vorbeugend durch die Einnahme von aufbereiteten Darmbakterien (Perenterol oder Mutaflor). Dreimal täglich nach Packungsvorschrift eingenommen, machen Sie diese Mittel widerstandsfähiger gegen die Bakterien des Gastlandes. Auch medizinische Kohle (Seite 89) oder Heilerde wirken vorbeugend, ebenso das Homöopathikum Okoubaka D 6, 3mal täglich eine Gabe eingenommen.

Homöopathische Behandlung
• Zusätzlich zu den anderen Maßnahmen: stündlich 10 Tropfen Okoubaka D 2.

Schluckauf

In schweren Fällen die Ursache ärztlich abklären lassen!

Jeder Schluckauf ist ein Krampf des Zwerchfells. Es kann bei Reizung der Speiseröhre oder des Magens, aber auch bei starken seelischen Erregungen mitreagieren, da es wie der Magen vom Vagus (Seite 13) versorgt wird. Schluckauf kann auch Hinweis auf eine Bauchfellentzündung sein. In schweren Fällen ist die Ursache ärztlich abzuklären und die Grunderkrankung zu behandeln.

Sodbrennen

Sodbrennen kann entstehen, wenn Magensäure in den unteren Teil der Speiseröhre aufsteigt, oder wenn bei Mangel an Magensäure zu lange unverdaut im Magen liegende Speisen gären und die Speiseröhre irritieren. Meist ist Sodbrennen eine Folge von zu vielem Essen, vor allem von Süßem und Fettem. Es kann auch als Begleitsymptom bei Magenschleimhautentzündungen und bei Magen- und Zwölffingerdarmgeschwüren (Seite 39) auftreten.

Selbstbehandlung
• Im akuten Fall: Heilerde (nach Packungsvorschrift einnehmen), die die Säure aufnimmt, oder Basenpulver, das die Säure neutralisiert.
• Zusätzlich: über den Tag verteilt Tees aus Tausendgüldenkraut oder Wermut (Seite 72)
• Bei Neigung zu Sodbrennen: sorgfältiger kauen, abends möglichst wenig essen und Alkohol, Zigaretten, Kaffee, Zucker und in heißem Fett Zubereitetes meiden. Mehrmals täglich ein Stückchen Kalmuswurzel (Seite 73) kauen und Gemüsebrühe (Seite 63) trinken.

Rezept für Basenpulver
beim Apotheker zusammenstellen lassen:
10 g Natrium phosphoricum
10 g Kalium bicarbonicum
100 g Calcium carbonicum
80 g Natrium bicarbonicum
Dosierung: 1 Kaffeelöffel Basenpulver auf 1 Glas lauwarmes Wasser schluckweise trinken.

Homöopathische Behandlung
• Bei Neigung, zu viel zu essen: Nux vomica D 6, akut stündlich, bei Besserung 3mal täglich eine Gabe.

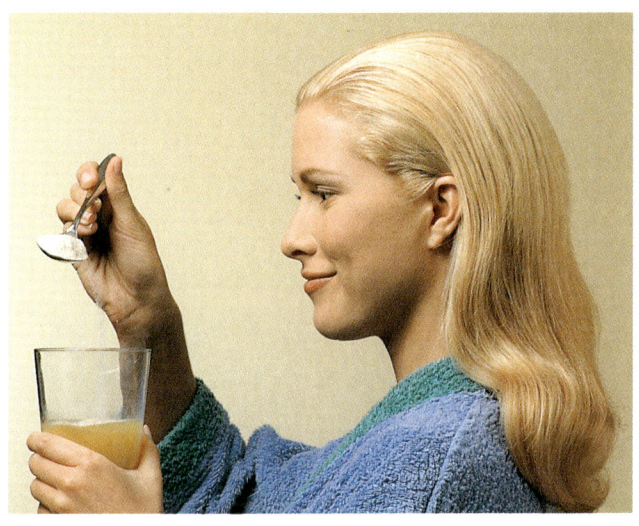

Basenpulver ist ein bewährtes Mittel gegen Sodbrennen.

• Bei starkem Verlangen nach Süßem, das aber nicht vertragen wird: Argentum nitricum D 6, 3mal täglich eine Gabe.
• Bei saurem Aufstoßen: Natrium phosphoricum D 6, 3mal täglich eine Gabe.
Diese Mittel können über einen Zeitraum von mehreren Wochen eingenommen werden.

Sommergrippe
Sie weist ähnliche Symptome auf wie die Reisediarrhoe (Reisedurchfall); entsprechend ist auch die Therapie (Seite 42).

Selbstbehandlung
• Fasten (Seite 62), trotz Durchfall zusätzliches Abführen mit Bittersalz (Seite 27) und Einlaufserie (Seite 67).
• Kaffeelöffelweise Kamillentee (Seite 71).
• Bettruhe mit Wärmflasche an den Füßen.

Auch bei Durchfall abführende Maßnahmen durchführen

Homöopathische Behandlung
• Bei Durchfall mit Fieber, kalten Füßen und Magenschmerzen: Ferrum phosphoricum D 8, 3mal täglich eine Gabe.
• Bei fiebrigem Durchfall, der sehr schwächt: Arsenicum album D 12, 3mal täglich eine Gabe.

• Bei fieberhafter Darminfektion nach verdorbenem Magen: Pulsatilla D 6, 3mal täglich eine Gabe.

Sprue (Zöliakie)

Auch diese Erkrankung zählt zu den Nahrungsmittelallergien. Ihr liegt eine Unverträglichkeit des Getreide-Eiweißes Gluten zugrunde. Die Erkrankung beginnt in der Kindheit und geht mit Bauchschmerzen, starkem Durchfall, Gewichtsverlust und heftigen Blähungen einher. Hier ist lebenslang die absolute Abstinenz von allen Getreidesorten vonnöten. Erlaubt sind Reis, Hirse, Buchweizen, Quinoa, Amaranth.

Was Sie statt Getreide essen können

Übelkeit

Kurzzeitig auftretende Übelkeit kommt häufig vor, ist aber harmlos. Sie tritt nach dem Genuß zu reichlicher, zu fetter oder verdorbener Speisen auf. Auch zu viel Alkohol verursacht Übelkeit, vor allem, wenn verschiedene Sorten durcheinander getrunken werden. Auch große seelische Erschütterungen können Übelkeit hervorrufen.

Zum Arzt ■

• *Bei länger andauernder Übelkeit.*
• *Wenn zu Beginn einer Schwangerschaft Übelkeit mit hormonellen Schwankungen einhergeht.*

Selbstbehandlung
Zur Unterstützung der ärztlichen Therapie:
• Heiße Bauchwickel (Seite 68) und Einläufe (Seite 67). Wenn möglich, legen Sie sich ins Bett und halten die Füße warm.
• Je nach Bekömmlichkeit Tee aus Pfefferminze, Schafgarbe oder Fenchel (Seite 71, 73, 74).
• Verzichten Sie auf Essen, solange die Übelkeit andauert.

Homöopathische Behandlung
• Nach vielem Durcheinanderessen: Nux vomica D 6, 2stündlich eine Gabe.
• Bei Übelkeit mit Kältegefühl, kaltem Schweiß und Herzklopfen: Tabacum D 6, 2stündlich eine Gabe.
• Bei Übelkeit mit starker Brechneigung und Elendsgefühl im Magen: Ipecacuanha D 6, 2stündlich eine Gabe.
• Wenn allein schon der Geruch oder der Anblick von Speisen Übelkeit verursacht: Colchicum D 6, 2stündlich eine Gabe.

Verstopfung (Obstipation)

Normalerweise sollten Sie einmal täglich Stuhlgang
haben. Hierbei ist zu berücksichtigen, daß der Durch-
lauf gesunder Nahrung bei einem gesunden Darm
nicht mehr als einen Tag beansprucht. Die übliche
Zivilisationskost dagegen hält sich 60 bis 70 Stunden
im Magen-Darm-System auf, also das zwei- bis dreifa-
che der normalen Zeit.

Zivilisationskost blockiert die Verdauungsorgane.

Sie können das selbst einmal überprüfen, indem Sie
beispielsweise Rote Bete essen und beobachten, wann
diese im Stuhl erscheint.

Ein gesunder Stuhl sollte zusammenhängend geformt
sein, den Darmausgang wenig oder gar nicht
beschmutzen (geringer Verbrauch von Klopapier!) und
nicht zu stark riechen.

Bei der Behandlung ist zwischen akuter Verstopfung
(Seite 19) und chronischer Verstopfung (Seite 28) zu
unterscheiden.

In der Naturheil-praxis

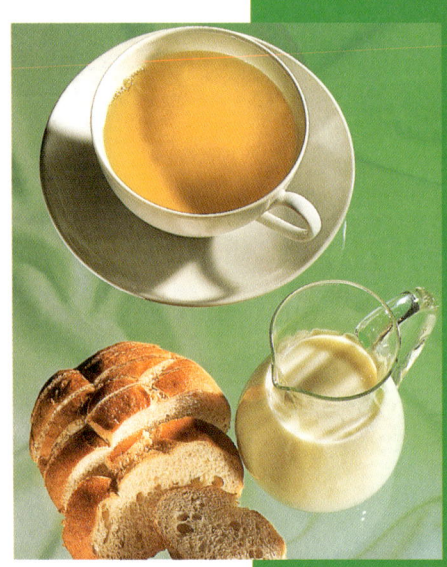

In der Naturheilpraxis wird nicht nur Ihr kranker Bauch gesehen. Er wird als ernährende Wurzel Ihres Körpers, als Teil des ganzen Menschen behandelt. Alle in diesem Kapitel vorgestellten Therapien ordnen und unterstützen, sie bekämpfen nicht. Sie können Sie bei sorgfältiger Durchführung und Unterstützung mit geeigneten Selbsthilfemaßnahmen umfassend gesund werden lassen und zu mehr Eigenverantwortung führen.

Die körperliche Untersuchung

Das äußere Erscheinungsbild eines Menschen gibt
bereits Aufschluß über den Zustand seines Magen-
Darm-Traktes:

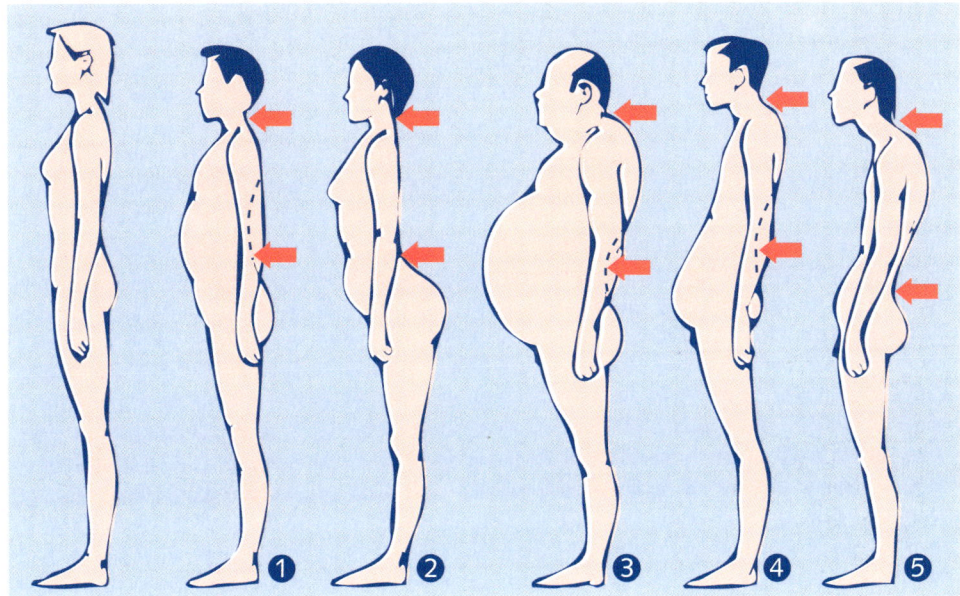

• Je nach Form des Bauches unterscheidet man Gas-,
Kot- oder entzündlichen Kahnbauch sowie deren
Mischformen (Grafik).
• Daraus resultierend ergeben sich diverse Fehlhaltun-
gen der Wirbelsäule sowie Verformungen des Brustkorbs.
• Haut und Schleimhäute spiegeln das Ausmaß der
Selbstvergiftung aus dem Darm.
Während Röntgenbilder häufig keinen krankhaften
Befund zeigen, läßt die manuelle Untersuchung des
Bauches Erkenntnisse über den Grad der Schädigung
zu. Alle Abweichungen vom gesunden Bauch sind
Vorstufen, Schädigungen oder Krankheiten des Magen-
Darm-Systems. Ein gesunder Bauch, beim liegenden
Menschen mit entspannter Bauchmuskulatur unter-
sucht, fühlt sich weich an und ist ohne weiteres
eindrückbar. Auch tieferes Eindrücken ist völlig
schmerzlos, die Bauchmuskeln geben nach.

**Normale Haltung,
Fehlstellungen der Wirbel-
säule (Pfeile) und
Bauchformen nach
Dr. F. X. Mayr:
1 Habacht-Haltung mit
Kahnbauch
2 Enten-Haltung mit Gas-
Kotbauch
3 Großtrommelträger-
Haltung mit Gasbauch
4 Sämanns-Haltung mit
Gas-Kotbauch
5 Lässige Haltung mit
Kotbauch**

Wie falsche Ernährung krank macht
zu viel, zu oft, zur unrechten Zeit das Falsche
gegessen
➡ chronische Fehlernährung und Ver-
dauungsschäden
➡ Stoffwechselentgleisung, Übersäuerung
➡ Kopfschmerzen, Migräne, Allergien,
Gelenkschäden, Hormonstörungen, Lust-
losigkeit, Depression

Bitte beachten Sie
Beim Fasten sowie bei allen Darmreinigungskuren werden im Körper Giftstoffe mobili-
siert. Sie müssen durch regelmäßige Darmentleerung, reichliches Trinken sowie die
Anregung der Nierentätigkeit zur Ausscheidung gebracht werden. Es kann sonst zu
einer Selbstvergiftung des Körpers mit
schwerwiegenden Komplikationen kommen.

Die Mayr-Kur (Darmreinigung)

Ziel dieser diätetischen Kurbehandlung ist es, Verdauungsprobleme und Stoffwechselschäden zu heilen und damit eine allgemeine Besserung des Gesundheitszustandes zu bewirken.

Mit Teefasten oder verschieden abgestuften Diäten wird der Darm entlastet, gereinigt und entgiftet. Dazu kommen die tägliche Reinigung des Darms mit Salzen (zum Beispiel Bittersalz) und tägliche Gaben von Basenpulver zur Entsäuerung. Während der Kur sind möglichst täglich durchgeführte Bauchbehandlungen (unten) unentbehrlich.

F. X. Mayr-Kuren dienen der Säuberung, der Schonung (durch leicht verdauliche, häufig auch vorübergehend eintönige Kost in kleiner Menge) und Schulung des Darms (durch intensives Kautraining und die Umstellung auf gesunde Ernährung und vernünftige Eßgewohnheiten).

Bauchbehandlung nach Dr. F. X. Mayr

Diese Behandlung sollte bei jeder Darmreinigungskur ein speziell ausgebildeter Arzt durchführen.
Dabei wird der Bauch mit weicher Hand betastet (nicht massiert!) und im Atemrhythmus bewegt. Dies bewirkt
• eine vertiefte Atmung und, damit verbunden, eine bessere Sauerstoffversorgung,
• ein rhythmisches Mitbewegen des Darms,
• eine erhöhte Blutzufuhr zum Darm und damit eine Verbesserung der Sauerstoffzufuhr.

Die Colon-Hydro-Therapie (Darmspülung)

Wenn die Darmflora durch falsche Ernährung oder durch den Einfluß von Medikamenten geschädigt ist, können sich Verkrustungen (Schlacken) festsetzen und krankmachende Bakterien ansiedeln.

In dieser Situation kann die Colon-Hydro-Therapie hilfreich sein, bei der mit gefiltertem Wasser unterschiedlicher Temperatur der Dickdarm durchgespült wird. Dabei lösen sich sowohl alle Fäulnis- und Gärungsrückstände als auch festsitzende Verkrustungen und verwesende Stuhlrückstände.

Spülungen des Dickdarms befreien von Schlacken, Fäulnis- und Gärungsrückständen.

Die Methode läßt sich ohne jegliche körperliche oder Geruchsbelästigung durchführen, da die Spülung in einem geschlossenen System verläuft. Die Behandlung dauert etwa 45 Minuten.

Symbioselenkung (Darmsanierung)

Für eine erfolgreiche Behandlung gestörter Darmflora genügt es nicht, Darmbakterien zu verschreiben und deren Einnahme anzuordnen. Da meist das Darmmilieu (Seite 11) nicht in Ordnung ist, müssen zuerst die geeigneten Lebensbedingungen für die Bakterien geschaffen werden. Andernfalls würden sie einfach wieder ausgeschieden.

Zur Vorbereitung des Darms auf eine neue Darmflora eignen sich Fasten- und Darmreinigungskuren besonders gut. Während der Einnahme sollten Sie alle raffinierten Kohlenhydrate, also Fabrikzucker und Auszugsmehle, meiden. Legen Sie Wert auf besonders leicht verdauliche Kost und – wenn verträglich – auf milchsaure Produkte wie Dickmilch oder Kefir.

Milchsaure Lebensmittel als natürliche Quelle für gesunde Darmbakterien

Die Bakterienkulturen werden im idealen Fall individuell zusammengestellt: Eine ins Labor geschickte Stuhlprobe gibt Aufschluß über die fehlenden Keime. Daneben gibt es aber auch Fertigpräparate wie Acidophilus Jura, Eugalan forte, Mutaflor, Colibiogen und andere mit einer standardisierten Zusammenstellung von Bakterien. Die Behandlung dauert mindestens ein halbes Jahr.

Pilzbehandlung

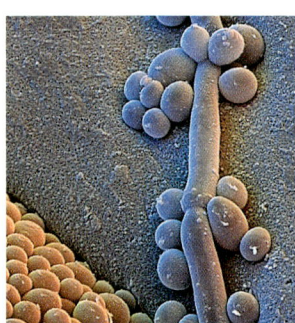

Der Hefepilz Candida albicans im Mikroskop

Die naturärztliche Behandlung von Darmpilzen (Candida albicans) ist keine eigene Therapieform, vielmehr ein aufwendiges Programm verschiedener naturmedizinischer Methoden:
• Pilzgifte (Antimycotica) und Phytotherapie (mit Myrrhe, Aloe, Lapacho-Tee) beseitigen die vorhandenen Pilze.
• Eine Diät entzieht neuen Pilzen den Nährboden.
• Eine Immunstimulation (etwa mit Echinacin, Selen und Zink) stärkt die körpereigene Abwehr.
• Durch das Ausleiten von Giftstoffen (wie Quecksilber aus Amalgamzahnfüllungen) werden schädliche Einflüsse beseitigt, die das Immunsystem schwächen.
• Das Ölziehen nach Dr. Karach (Seite 76) stärkt besonders die Immunabwehr im Rachen.
• Mit der Symbioselenkung (Seite 51) wird eine gesunde Darmflora geschaffen, die das Ansiedeln von Pilzen verhindert.

Tests auf Unverträglichkeiten und Allergien

In der naturheilkundlichen Medizin werden vor allem drei Methoden zur Testung auf Nahrungsmittel-Unverträglichkeiten und allergene Substanzen eingesetzt:
• Bei der Elektroakupunktur nach Voll (EAV) wird der Hautwiderstand gemessen, während die zu testende Substanz in den Stromkreis gebracht wird.
• Nach ähnlichem Prinzip, jedoch in abgewandelter Form arbeitet der VEGA-Test.
• Der kinesiologische Muskeltest nutzt die abnehmende Muskelspannung bei Kontakt mit unverträglichen oder allergisierenden Substanzen als Testmethode.

Der Kinesiologische Muskeltest kann leicht selbst erlernt werden (Adressen, Seite 90).

Homöopathie

In der Homöopathie vergleicht man, um die richtige Arznei zu finden, die Symptome einer Krankheit mit den Wirkungen der Substanz, die beim Gesunden ähnliche Krankheitserscheinungen hervorruft.

Fundament der Homöopathie ist die Ähnlichkeitsregel: »Ähnliches möge mit Ähnlichem geheilt werden«. Arsenicum beispielsweise verursacht beim Gesunden schwere choleraähnliche Durchfälle; als homöopathische Arznei zubereitet, ist es ein Mittel gegen schwere, choleraähnliche Durchfälle.

Um das richtige Medikament herauszufinden, müssen alle Krankheitssymptome, die charakteristisch, auffallend und für den Kranken als Person typisch sind, beachtet werden. Die Homöopathie wendet sich an den ganzen Menschen, deshalb ist sie gerade auch im psychosomatischen Bereich so wirkungsvoll.

Der Arzt Samuel Hahnemann (1755 bis 1843) hat diese Zusammenhänge in genialer Weise entdeckt.

Natürlich hat auch die Homöopathie ihre Grenzen. Sie kann ein zerstörtes Organ nicht wieder heil machen. Die Impulse, die sie im Körper gibt, müssen aufgenommen werden können. Bei sehr geschwächten Kranken ist das oft nicht mehr möglich. Andererseits können auch Lebensweise und Einstellung zur Krankheit einer Wirkung entgegenstehen.

Homöopathische Mittel werden meist als Milchzucker-Kügelchen (Globuli) oder in Tablettenform eingenommen.

Als Arzneisubstanzen werden Pflanzen, Mineralien und tierische Wirkstoffe verwendet. Heilmittel ist allerdings nicht die Substanz selbst, sie wird es erst durch ihre besondere, der Homöopathie eigene Aufbereitung: durch das Potenzieren.

• Komplexmittel sind homöopathische Arzneien, die nicht nur eine Arzneisubstanz enthalten, sondern aus mehreren verschiedenen Einzelsubstanzen zusammengesetzt sind. Es sind Arzneimittelkompositionen.

• Nosoden sind homöopathische Arzneien, die aus krankhaften Absonderungen des menschlichen Körpers, aus Bakterien oder Viren oder auch aus gesunden Organen hergestellt werden. Nosoden sollten nur vom Arzt verordnet werden.

Alle homöopathischen Mittel gibt es in verschiedenen Potenzstufen (Verdünnungsstufen). Für akute Beschwerden verwendet man die niedrigen Potenzen von 2 bis etwa 8 (häufig: D 6), für chronische Beschwerden die nachfolgend höheren (häufig: D 30). Bei akuten Störungen nimmt man eine Gabe (Seite 17) stündlich oder zweistündlich.

Potenzen und Dosierung homöopathischer Mittel

Fußreflexzonenmassage

Reflexzonen sind Ausdruck einer Beziehung zwischen Hautarealen an der Körperoberfläche einerseits und bestimmten inneren Organen andererseits. Man kann auch sagen, daß bestimmte Bereiche von Haut und Schleimhaut die Projektionsfelder weiter entfernt liegender Organe sind. Diese Bereiche der Haut sind spürbar, oft auch sichtbar irritiert, wenn die ihnen zugehörigen Organe gestört sind.

Am menschlichen Körper gibt es eine ganze Reihe solcher, das Innere widerspiegelnde Bereiche: das Ohr, den Rücken, die Hand, um nur einige zu nennen. Von hier aus lassen sich die zugeordneten Organe durch bestimmte Reize, zum Beispiel Massage, Laserbestrahlung oder Akupunkturnadeln, beeinflussen.

Massage, Bestrahlung und Akupunktur setzen Heilreize.

Man kann sich die Projektion der Organe am Fuß wie das Bild eines sitzenden Menschen vorstellen. Dabei entspricht die Großzehe dem Kopf, der Innenrand der Fußsohle dem Rücken und der Wirbelsäule und die Ferse dem Becken. Die Bauchorgane haben ihren Platz im Bereich der Fußwurzelknochen und sind am besten von der Fußsohle her zugänglich. Die Reflexzonenbehandlung am Fuß ist eine sehr alte Methode, die in Indien und China schon vor vier- bis fünftausend Jahren angewandt wurde.

Die Behandlung bedarf einer besonderen Technik; es ist daher ratsam, seine Füße nur speziell dafür ausgebildeten Fachkräften anzuvertrauen.

Generell kann man sagen, daß Stellen, die weh tun, behandlungsbedürftig sind. Und es kann sehr weh tun!

Neuraltherapie

Durch die vom Arzt Ferdinand Huneke (1891 bis 1966) begründete Neuraltherapie werden die Selbstheilungskräfte des Körpers wirkungsvoll unterstützt. Unter günstigen Voraussetzungen kann mit dieser Methode ein schlagartiges (sekundenschnelles) Verschwinden von Beschwerden und Krankheitszuständen erreicht werden, was als »Sekundenphänomen« in die Literatur einging.

Das »Sekundenphänomen«: schlagartiges Verschwinden der Beschwerden

Als Medikamente finden unschädliche lokale Betäubungsmittel (zum Beispiel Lidocain, Procain) Verwendung, die – an speziellen Stellen des Körpers gespritzt – einen Heilreiz setzen.

Nach der Deutung von Huneke können Störzonen im Körper die Ursache von Krankheiten sein, die nicht unbedingt am Ort der Störung, sondern auch an weit entfernt liegenden Körperstellen zum Tragen kommen können. Typisches Beispiel für derartige Störzonen sind Narben, die durch die Therapie ihren krankmachenden Einfluß verlieren.

Narben können Störzonen sein und Krankheiten hervorrufen.

Eine weitere Methode der Neuraltherapie ist die Heilanästhesie, die örtliche Betäubung bestimmter Körperregionen zur Linderung rheumatischer und neuralgischer Schmerzen. Auch hier setzt das Medikament lediglich einen Heilreiz.

Neue Erkenntnisse der Schmerzforschung zeigen, daß solche Impulse nicht nur über Nervenbahnen weitergeleitet werden, sondern in wesentlichem Umfang auch über Gewebshormone. Diese neurohumorale Regulation (Seite 89) findet im weichen Bindegewebe statt, das alle Körperteile umgibt. Hier enden Blutgefäße und vegetative Nerven. Jeder Impuls, der in therapeutischer Absicht in dieses System hineingetragen wird (zum Beispiel auch durch Akupunktur), wirkt sich anhaltend auf den Körper aus.

Psychotherapie

Die Bemühungen der Psychotherapie konzentrieren sich darauf, unbewußt ablaufende Verhaltensmuster, die zu Problemen führen, dem Bewußtsein zugänglich zu machen.

Krankmachende Verhaltensmuster werden aufgelöst.

Dabei wird es möglich, kindliche Verhaltensweisen, in denen ein Mensch steckengeblieben ist, aufzulösen. Durch die Unterstützung des Therapeuten und die Vielfalt an Möglichkeiten, über die man als Erwachsener verfügt, können alteingefahrene Konzepte überflüssig und neue eingeübt werden. So wird ein Heilungsprozeß in Gang gesetzt, der die Bereiche der Persönlichkeit aktiviert, die bisher vernachlässigt wurden oder gar nicht bekannt waren.

Was Sie selbst tun können

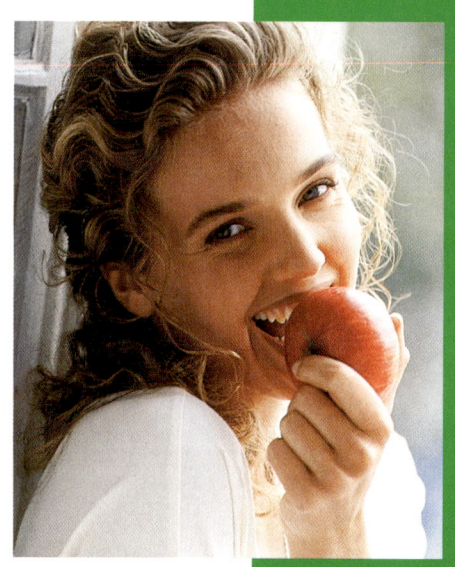

»Aufgrund 50jähriger Beobachtung am Krankenbett und in der Sprechstunde bin ich heute der Ansicht, daß die Heilmittel Luft, Licht, Wasser, Diät, Homöopathie, gutes Zureden und Fasten imstande sind, fast alles zu leisten, was nötig ist, um die Menschen vor Krankheiten zu bewahren und sie von Krankheiten zu befreien.«

Otto Buchinger, Arzt (1882 bis 1970)

Ernährungsumstellung

Die Leistungsfähigkeit unseres Magen-Darm-Systems ist keine feste Größe (»Der überforderte Darm«, Seite 15). Anders als bei einem Automaten bringt eine bestimmte Menge, die eingefüttert wird, nicht ein bestimmtes Ergebnis hervor.

Lesen, reden oder tagträumen Sie beim Essen? Machen Sie sich Gedanken oder gar Sorgen über etwas? Wie oft verschlingen Sie die Zeitung zugleich mit Ihren Mahlzeiten? Die mangelnde Konzentration auf das Essen macht die Speisen nicht nur unbekömmlich, sie verführt auch zu unkontrolliertem Essen zwischen den Mahlzeiten (zum Beispiel beim Fernsehen).

So sollten Sie eine Mahlzeit »zelebrieren«
- Sie sind ausgeruht.
- Sie wählen sorgfältig aus, was Sie essen wollen.
- Sie kochen mit Hingabe.
- Sie richten das Essen appetitlich an.
- Sie nehmen sich viel Zeit und essen langsam und mit Genuß.
- Sie sind mit Leib und Seele beim Essen.

Die Bedeutung des Kauens

Das Kauen dient dem völligen Zerkleinern und Verflüssigen der Nahrung:

Durch Kieferbewegungen werden die Speicheldrüsen des Mundes angeregt. Der Speichel schließt die im Essen enthaltenen Kohlenhydrate auf, er bespült die Zähne und hilft auch, sie nach dem Essen zu säubern. Durch das Kauen massieren Sie zudem Ihr Zahnfleisch. Sie verbessern damit seine Durchblutung und halten die Zähne gesund.

Wider Erwarten ist es sehr schwierig, das Kauen zu lernen. Ein Anreiz kann darin bestehen, daß Sie die Nahrung deutlicher schmecken, und dadurch auch intensiver genießen werden. Für den Anfang ist es sehr hilfreich, die Kaubewegungen zu zählen (mindestens bis 20), bis die feste Nahrung in ihrem Mund flüssig ist und bereit zum Schlucken.

Weniger essen – länger satt sein: Das bewirken Sie mit dem richtigen, dem gründlichen Kauen.

Bei intensivem Kauen brauchen Sie nicht mehr so viel zu essen; Sie spüren deutlich, wann Sie satt sind, und die Sättigung wird viel früher erreicht.

Wie oft Sie essen sollten

Drei Mahlzeiten täglich genügen. Damit gönnen Sie Ihrem Magen-Darm-System die Ruhezeiten, die es dringend benötigt. Durch regelmäßige Zeiten unterstützen Sie seine rhythmischen Funktionen. Viele kleine Mahlzeiten, über den Tag verteilt, sind nur in Ausnahmefällen sinnvoll (beispielsweise bei Schwerkranken)!

Wann Sie essen sollten

Wenn Sie nicht aus Gewohnheit bereits nach zwei Stunden die nächste Mahlzeit einnehmen – oft aus einem Gefühl der inneren Leere heraus – werden Sie merken, wie lange das Sättigungsgefühl anhält.

• Warten Sie mit dem Essen, bis Sie wirklich wieder Hunger verspüren. Verwechseln Sie Hunger nicht mit Appetit oder Gelüsten, auch nicht mit dem Gefühl, daß sich Ihr Magen etwas leichter anfühlt als sonst. Wenn Sie ehrlich sind, haben Sie erst nach 4 bis 5 Stunden wieder Hunger. So ergeben sich 3 Mahlzeiten.

• Achten Sie darauf, daß Sie zu verschiedenen Tageszeiten unterschiedlich gut verdauen können. »Morgens wie ein Kaiser, mittags wie ein König, abends wie ein Bettler«, diese Empfehlung fürs Essen entspricht genau den Fähigkeiten des Verdauungssystems: Morgens ist es am leistungsfähigsten. Nach der chinesischen Organ-Uhr (Grafik) haben alle Verdauungsorgane ihre Hauptaktionszeit am Vormittag. Die Aktivität des Dünndarms reicht noch in den Nachmittag hinein. Alles, was Sie also am Abend essen, wird an diesem Tag nicht mehr verdaut. Rohkost am besten morgens und als Vorspeise zum Mittagessen. Abends sollte sie vermieden werden. Zwingen Ihre Lebensumstände Sie dazu, die Hauptmahlzeit am Abend einzunehmen, sollten Sie das nach Möglichkeit am frühen Abend tun. Das Essen sollte leicht verdaulich sein und nur wenig Rohkost enthalten

Die chinesische Organuhr zeigt, wann welche Organe am aktivsten sind.

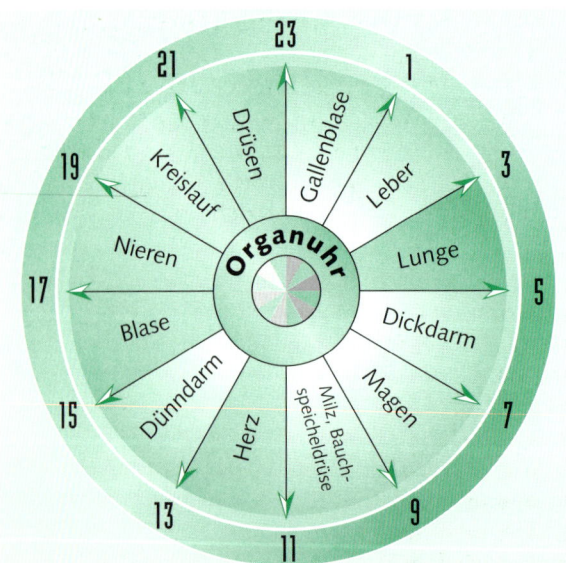

– sie ist abends am schlechtesten bekömmlich, da sie am leichtesten gärt; deshalb muß sie generell besonders gut zerkaut werden. Wenn möglich, machen Sie nach dem Essen noch einen Spaziergang.

Rohkost am besten morgens und als Vorspeise zum Mittagessen. Abends sollte sie nicht gegessen werden.

Trinken

Das Trinken ist ein wichtiger Teil Ihres Ernährungsprogrammes. Auch wenn Sie keinen Durst verspüren (unser Durstgefühl scheint degeneriert zu sein), sollten Sie sich bewußt angewöhnen, zwischen den Mahlzeiten zu trinken. Das verhindert manchen Griff in den Kühlschrank! So wird nicht nur die Ausscheidung der täglich anfallenden Giftstoffe ermöglicht, das Trinken fördert auch regelmäßigen Stuhlgang (Verstopfung, Seite 47).

Trinken Sie reichlich Wasser und ungesüßte Kräutertees, wenigstens zwei Liter täglich. Frische Säfte neigen im Darm zur Gärung und schaden. Kaffee, Tee, Bier und Wein sind Genußmittel und deshalb nur in kleinen Mengen zu genießen. Trinken Sie beim Essen allenfalls in kleinsten Mengen, mißbrauchen Sie das Trinken nicht zum Hinunterspülen der ungekauten Bissen.

Bitte beherzigen!
• Achten Sie auf eine einfache Zusammenstellung und Zubereitung Ihrer Mahlzeiten, dann haben es Ihre Verdauungsorgane leichter.
• Erheben Sie Ihre Ernährungsansichten nicht zur Religion, Sie dürfen auch einmal etwas »Falsches« essen.
• Wenn Sie lernen, auf Ihren Körper zu hören, ihn wahr-zu-nehmen, werden Sie immer deutlicher spüren, was Sie zum Essen brauchen. Dann können Sie auf alle Diät- und Kalorientabellen »verzichten«.

Essen: aber was?

Moderne Lebensmittel sind häufig der Industrialisierung zum Opfer gefallen. Das hat ihnen das Leben ausgetrieben und sie minderwertig gemacht. Produkte aus der Landwirtschaft enthalten Rückstände von Dünge- und Sprühmitteln, das Fleisch ist voll von Medikamenten. So haben wir zwar volle Mägen, sind auch (zu) reichlich mit Kalorien versorgt, aber im Grunde genommen nicht richtig ernährt.

Vollwertkost statt wertlose Nahrungsmittel

Lebendige Nahrung ist chemisch unbehandelt und naturbelassen, sie enthält Vitalstoffe in natürlicher Ver-

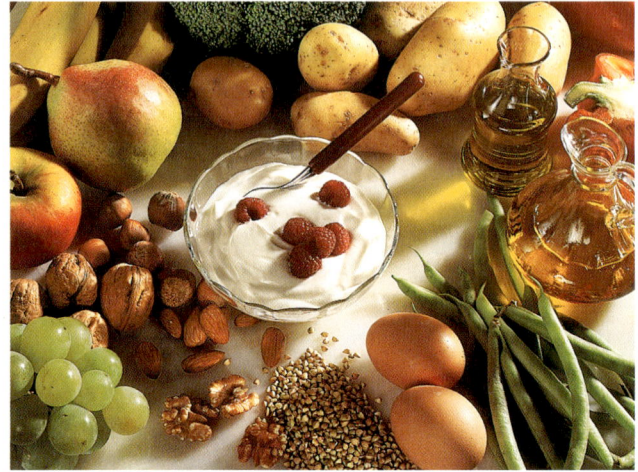

Vollwertkost spendet
lebenswichtige Energien
und verhindert Verdau-
ungsprobleme.

TIP

▼

Die optimale natur-
gemäße Ernährung
ist immer individuell
angepaßt. Essen Sie
immer nur so viel,
daß möglichst alles
verdaut werden kann
und die zur Aus-
scheidung anfallen-
den Substanzen
rechtzeitig und
vollständig den
Körper verlassen
können.

bindung. Das sind Spurenelemente, natürliche Vitamine, Fermente, Mineralstoffe, hochungesättigte Fettsäuren, lebensnotwendige Aminosäuren, Bakterien, außerdem eine Fülle von Substanzen, die wir heute noch
nicht genau benennen können, die aber für eine gere-
gelte Verdauung notwendig sind. Die Vielfalt der
Formen, Farben, Düfte und Aromen übertrifft jede
industrielle Nahrung und läßt uns lebenspendende
Energien aufnehmen. So erübrigt sich letztlich die
Frage, welchen Markenartikel oder welche Handels-
klasse wir wählen sollen: Lassen Sie sich von der le-
bendigen Qualität leiten, wählen Sie »Lebens«-Mittel
statt Industriekost.

Fette
Sehr wichtig ist es, an Stelle von Industriefetten und
raffinierten Ölen, die den Säure-Basen-Haushalt
(Seite 89) belasten, kaltgepreßte naturbelassene Öle
und gute Butter zu verwenden. Kaltgepreßte Öle
enthalten hochungesättigte Fettsäuren (Seite 88) und
sollten deshalb nicht erhitzt, also erst nach dem
Kochen zugegeben werden. Zum Braten können Sie
natürliches Kokosfett nehmen.

Eiweiß
Sie müssen nicht täglich Fleisch oder Fisch essen.
Bitte lassen Sie generell Schweinefleisch weg (alle

Wurst enthält Zutaten vom Schwein), es fördert Allergien. Quark und Hüttenkäse können Ihren Eiweißbedarf decken helfen. Außerdem enthalten Gemüse (besonders Kartoffeln) und auch Hülsenfrüchte (nur in kleinen Mengen genießen, da schwer verdaulich) pflanzliches Eiweiß.

Gemüse und Obst
Verwenden Sie möglichst nur biologisch gezogenes Gemüse. Kochen Sie es vorsichtig in wenig Wasser – das geht auch bei Kartoffeln. Verwenden Sie das jeweils gerade vor Ort reifende Obst und Gemüse. Rohes nur wenig essen, gut kauen, am Abend vermeiden.

Mit basenüberschüssiger Nahrung (Seite 62) unterstützen Sie die Verdauung, die nur im basischen Milieu richtig funktioniert.

Getreide
Finden Sie für sich heraus, wieviel und auf welche Weise zubereitet Sie Getreide vertragen. Sie müssen nicht das dunkelste und schwerste Vollkornbrot essen oder täglich Berge von Vollkornreis, weil das ja so gesund sei. Vorrang hat immer das, was für Sie bekömmlich ist.

Süßes
Die Sucht nach Süßem hat psychische Ursachen oder beruht auf Gewöhnung. Nach einer Fasten- oder Darmreinigungskur werden Sie erstaunt sein, wie wenig Sie davon brauchen. Tee schmeckt auch ohne Zucker. Verwenden Sie für Kuchen oder Gebäck sparsam Birnendicksaft, Ahornsirup oder Honig.

Die Bedeutung von Säuren und Basen
Täglich benötigt der Körper große Mengen Basen

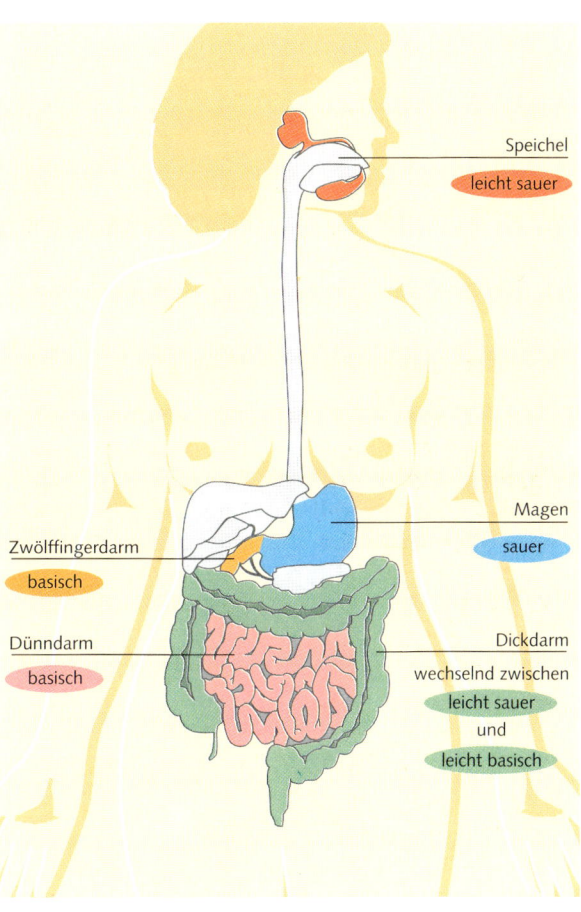

Speichel
leicht sauer

Magen
sauer

Zwölffingerdarm
basisch

Dünndarm
basisch

Dickdarm
wechselnd zwischen
leicht sauer
und
leicht basisch

**Täglicher Basen-
bedarf für:**

• 1 Liter Gallensaft
• 0,7 Liter Bauch-
speicheldrüsensaft
• 3 Liter Darmdrüsensaft

(Seite 88) für die Verdauungssäfte und zur Neutralisation und Ausscheidung anfallender Säuren (bei Muskeltätigkeit entsteht Milchsäure, beim Verzehr von Eiweiß Harnsäure). Deshalb sollten Sie säureüberschüssige Nahrungsmittel wie Fleisch, Wurst, Eier, Käse oder Erdnüsse reduzieren, dafür mehr Basenlieferanten wie Gemüse, Kartoffeln, Salat, reifes Obst, Gewürzkräuter zu sich nehmen. Zucker und Weißmehl, genau genommen alle raffinierten Kohlenhydrate und geschältes Getreide, sind Basenräuber. Sie sollten auch wissen, daß alles zuviel Gegessene zu Säure wird.

Haysche Trennkost
Hier werden, um Magen und Darm zu entlasten, nur bestimmte Nahrungsmittel kombiniert: Man ißt nie Eiweiß und Kohlenhydrate zusammen, Fett paßt dagegen zu beidem. Die Trennkost ist zu empfehlen bei chronischen Verdauungsproblemen und bei Neigung, Gewicht zuzulegen (Bücher, Seite 91).

Teefasten

*»Fastenkuren sind keine
Hungerkuren, sondern
Rastkuren für den Darm.«
F. X. Mayr*

Leider glauben viele, Fasten sei nur für Dicke notwendig, damit diese ihre Pfunde verlieren. Oder sie verwechseln das Fasten mit dem Hungern und haben deshalb Angst davor. Eine längere Fasten- und Darmreinigungskur sollte immer unter ärztlicher Anleitung durchgeführt werden. Haben Sie sich dafür entschieden, werden Sie nach anfänglichen Krisen spüren, wie der Reinigungsprozeß nicht nur dem Darm und dem ganzen Körper Erleichterung verschafft, sondern auch der Seele mehr Klarheit bringt. Bei kürzeren Fastenperioden (ein bis drei Tage) – etwa nach verdorbenem Magen, Durchfall oder Erbrechen – ist wichtig:
• Viel trinken. Sie brauchen 2 bis 3 Liter Flüssigkeit. Trinken Sie über den Tag verteilt (bei Übelkeit nur kaffeelöffelweise) ungesüßte Kräutertees, Wasser oder Gemüsebrühe. Bitte keinen rohen Säfte.
• Darmreinigung. Nehmen Sie morgens nüchtern Bittersalz (Seite 27) oder F. X. Passage (ein Kaffeelöffel auf 1/4 Liter warmes Wasser).
• Einläufe (Seite 67).

Wollen Sie sich nach dem Fasten wieder an das Essen gewöhnen, ist ein langsamer Kostaufbau zu empfehlen: Nehmen Sie je nach Verträglichkeit altbackene Semmeln, Reiswaffeln, dann Reis- oder Haferschleim und danach Basensuppe – alles sehr sorgfältig gekaut und eingespeichelt – zu sich. Nach ein bis zwei Tagen ist wieder leicht Verdauliches erlaubt. Ausführliche Beschreibungen zum Kostaufbau finden Sie in jedem Fastenbuch.

Beim Kostaufbau alle Nahrungsmittel besonders gut einspeicheln und kauen.

Fastenrezepte
Einige Rezepte, die sich in meiner langjährigen Praxis besonders bewährt haben, möchte ich Ihnen hier vorstellen.

Gemüsebrühe
Sie ist hervorragend geeignet als Grundlage für Suppen und Soßen und sollte immer zur Verfügung sein. Gewöhnen Sie sich an, Ihre Gemüseabfälle nicht wegzuwerfen, sondern verwenden Sie alles, was nicht faulig oder schlecht ist, für die Gemüsebrühe: also Blätter, Wurzeln, Schalen. Sie müssen nur sauber gewaschen werden. Vorsicht mit Lauch, Zwiebeln und Kohl! Sie haben blähende Wirkung.
• Zubereitung: Das Gemüse gut waschen, ungeschält in Stücke schneiden, mit 1 Liter Wasser kalt aufstellen und 30 Minuten zugedeckt kochen lassen; die ausgekochten Gemüsestücke abseihen, die Brühe etwas salzen und langsam trinken.

1 Mohrrübe
1 Kartoffel
1/4 Sellerieknolle

Basensuppe
Basensuppen sind wohlschmeckend, leicht verdaulich und tun den angegriffenen Magen- und Darmschleimhäuten sehr gut.
• Zubereitung: Die rohe, geschälte Kartoffel und die Mohrrübe kleingeschnitten mit 1/4 Liter Wasser kalt aufstellen und zugedeckt etwa 20 Minuten kochen lassen. Das Gemüse soll gut weich sein. Anschließend das Ganze im Mixer pürieren oder das Gemüse mit der Gabel zerdrücken. Wenig Salz, die Kräuter und die saure Sahne zugeben. Fertig!
Nach einem vorausgegangenen Durchfall lassen Sie die Kräuter und die saure Sahne weg.

1 große Kartoffel
1 große Mohrrübe
Salz
1/2 Kaffeelöffel frische, feingehackte Kräuter
1 Eßlöffel saure Sahne

Haferschleim

1 Eßlöffel feine Vollkornhaferflocken Salz

• Zubereitung: Die Haferflocken mit etwas Salz in 1/4 Liter Wasser kalt aufstellen, erhitzen und unter Umrühren 1/2 Minute kochen lassen.

Wasseranwendungen als heilsame Reize

Durch praktische Anwendungen wie Bäder, Güsse, Wickel oder Einläufe haben Sie einerseits die Möglichkeit, leichte Erkrankungen selbst zu behandeln, andererseits können Sie damit die Maßnahmen Ihres Arztes unterstützen.

Bäder

Bäder wirken auf zweierlei Weise: Lokal, also im Bereich der Wassereinwirkung, werden Veränderungen der Blutzirkulation und des Lymphflusses in Gang gesetzt. Die Haut als Ort wichtiger Ausscheidungsvorgänge wird angeregt, die Entgiftung zu intensivieren. Außerdem bewirken Bäder an entfernt liegenden Körperstellen einen Reflexzonenreiz (Seite 54), der zum Beispiel beim Reibesitzbad zu einer Entlastung des Kopfes führt. Badezusätze verstärken je nach Wunsch die lokalen Wirkungen.

Für das Wechselfußbad benötigen Sie jeweils eine Wanne für kaltes und warmes Wasser.

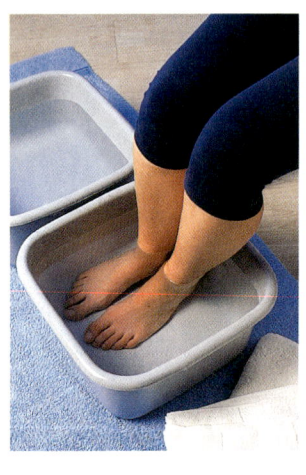

Wechselfußbad
Ein Wechselfußbad kann Kreislauffunktionen beleben (nicht geeignet bei Krampfadern!).
Sie benötigen zwei Fußbadewannen oder nur eine, wenn Sie Ihre Dusche für die Kaltwasseranwendung bequem einbeziehen können, sowie einen Hocker zum Sitzen.
• So wird's gemacht: In eine der Wannen füllen Sie gut warmes, in die andere Wanne kaltes Wasser. Sie beginnen, indem Sie Ihre Füße in die Wanne mit dem warmen Wasser hängen. Die Füße dürfen nicht auf dem Boden der Wanne stehen, denn auch die Fußsohlen müssen vom Wasser bespült werden. Das Wasser sollte mindestens bis über die Knöchel, höchstens aber bis zur halben Wade reichen. Bleiben Sie 5 Minuten im warmen Wasser und wechseln Sie dann ins kalte, oder

duschen Sie sich die Füße kalt ab. Beide Kaltwasseranwendungen dauern nur etwa 1/2 Minute. Wiederholen Sie den Vorgang 1- bis 2mal.

Trocknen Sie nach Beendigung des Bades die Füße nicht ab, sondern streifen Sie das Wasser mit den Händen von der Haut. Anschließend warme Wollsocken anziehen.

Nicht abtrocknen! In feuchtem Zustand warm anziehen.

Sitzbad

Warme Sitzbäder beruhigen das Nervensystem: sie entspannen und lösen Verkrampfungen. Kalt angewendet (nur für kurze Zeit!), werden die Organe des Unterleibs sowie der Kreislauf angeregt, Kopfschmerzen vergehen. Sitzbadewanne oder tiefes Duschbecken sind nötig.

• So wird's gemacht: Sie sollen nur mit dem Becken in der Wanne sein (Beine und Füße werden nicht in das Bad einbezogen), das Wasser reicht etwa bis zum Bauchnabel. Je nach Verwendungszweck ist die Wassertemperatur warm oder kühl. Als Badezusatz kann man Kamillentee (Seite 71) oder Eichenrindenabkochung (Seite 75) dem Wasser im Verhältnis 1:10 beigeben.

Reibesitzbad für Frauen (nach Louis Kuhne)

Das Reibesitzbad – nicht zu verwechseln mit dem Sitzbad – hat eine außerordentlich entgiftende und anregende Wirkung auf Becken- und Bauchorgane. Sie benötigen eine möglichst hohe Fußbadewanne und ein passendes Holzbrett.

• So wird's gemacht: In Ihr Duschbecken oder in die Badewanne stellen Sie die Fußbadewanne, die Sie mit handwarmem Wasser füllen. Setzen Sie sich mit entblößtem Unterkörper auf ein kleines Holzbrett, das Sie quer über die Fußbadewanne legen, und zwar so, daß Sie vor sich genügend Platz haben, um mit einem Waschlappen oder mit einem Naturschwamm Wasser zu schöpfen. Reiben Sie nun, wobei Sie den Lappen oder Schwamm möglichst oft ins Wasser tauchen, Ihre Leisten, Ihre äußeren Geschlechtsteile, Ihren Darmausgang und die Hautpartien drum herum kräftig ab. Sie sollten ordentlich planschen! Badedauer 15 bis 20 Minuten. Während der Prozedur muß der Raum, in

Planschen Sie ordentlich!

dem Sie das Bad nehmen, warm sein. Oben herum müssen Sie warm angezogen sein; die Füße stecken am besten in Wollsocken. Das Wasser sollte täglich ein wenig kühler werden, so daß Sie nach etwa einer Woche bei kaltem Wasser angelangt sind, bei dem Sie dann bleiben sollten.

Rumpfreibebad für Männer
Sie benötigen eine Sitzbadewanne oder ein Duschbecken mit erhöhtem Rand.

Nur mit dem Po ins Wasser

• So wird's gemacht: Wichtig ist, daß Sie nur mit dem Po in der Wanne sitzen und die Füße über den Rand hängen lassen. Das Badewasser soll bis zum Nabel reichen. Mit Schwamm oder Waschlappen gehen Sie nun so vor wie beim Reibesitzbad für Frauen angegeben.

Morgendliche Wechseldusche
• So wird's gemacht: Sie fangen mit warmem Wasser an und wechseln zu kaltem, so oft Sie wollen. Die Abschlußdusche ist kalt. Trocknen Sie sich mit einem Leinenhandtuch ab, und reiben Sie dabei tüchtig, so daß sich Ihre Haut danach warm und belebt anfühlt.

Kneippsche Güsse

Lauwarmes Wasser hat keine Wirkung.

Hierbei sind einige Grundregeln zu beachten: Verwenden Sie nur heißes oder kaltes Wasser, lauwarmes Wasser hat keine Wirkung. Der Raum, in dem die Güsse angewendet werden, muß warm sein. Wenn Sie sich selbst warm fühlen, verwenden Sie kaltes Wasser; wenn Ihnen kalt ist, nehmen Sie heißes. Trocknen Sie sich nach dem Guß nicht ab, sondern streifen Sie das Wasser mit den Händen von der Haut. Anschließend ziehen Sie vorgewärmte Wäsche an, vor allem aber warme Socken.

Unterguß
Der Unterguß bewährt sich bei Stauungszuständen in Magen und Dickdarm, in der Leber und Bauchspeicheldrüse. Einbezogen wird der ganze Unterkörper: Füße, Beine, Kreuz oder Lendengegend bis zum Rippenbogen und der Bauch.
• So wird's gemacht: Mit Dusche oder Wasserschlauch führen Sie den Strahl, der nur so stark sein darf, daß

sich das Wasser wie ein Mantel um die Haut legt, an den Füßen beginnend, beinaufwärts bis zum Rippenbogen, danach zurück; erst hinten, dann vorne, erst rechts, dann links.

Wechselguß

Anwendungsgebiete wie beim Unterguß. Zusätzlich regt der Wechselguß den Kreislauf an.
• So wird's gemacht: In derselben Weise wie beim Unterguß können Sie auch einen Wechselguß mit heißem und kaltem Wasser durchführen. Der Guß wird mit kaltem Wasser beendet.

Belebt den Kreislauf

Knieguß

Der Knieguß ist besonders wirksam bei Hämorrhoiden.
• So wird's gemacht: Sie begießen, wie beim Unterguß angegeben, Ihre Beine bis zu den Knien.

Einläufe

Bei der Behandlung von Erbrechen, Durchfall und Verstopfung sowie bei vielen Magen-Darm-Beschwerden hat der Einlauf hervorragende entlastende und entgiftende Wirkung. Zur Durchführung eines Einlaufs brauchen Sie einen Irrigator (Foto Seite 19) oder ein Klysopomp. Beide Geräte bekommen Sie in Apotheken oder medizinischen Fachgeschäften, das Klysopomp nur auf Bestellung. Bei Benutzung des Irrigators brauchen Sie entweder eine Hilfsperson, die Ihnen das Gefäß hochhält, oder einen Haken in der Wand, an dem Sie das Gefäß aufhängen können. Eine Einlaufserie besteht aus 6 bis 7 Einläufen pro Tag.

Einlauf mit dem Irrigator

• So wird's gemacht: Füllen Sie den Irrigator mit etwa 1 Liter handwarmem Wasser. Das zum Einführen in den After bestimmte Ansatzstück am Ende des Schlauches bestreichen Sie mit Vaseline oder einer gewöhnlichen Handcreme, um es gleitfähig zu machen. Sie knien sich am besten auf den Boden, führen das Schlauchende behutsam ein und lassen nun langsam das Wasser in Ihren Darm laufen; dabei atmen Sie tief. Versuchen Sie, das Wasser möglichst lange im Darm zu halten, bevor Sie es wieder entleeren.

T I P S

• **Ein kühler Einlauf ist hilfreich bei einer beginnenden Blinddarmentzündung oder hohem Fieber; hier nimmt man jedoch höchstens 1/2 Liter Wasser.**
• **Einläufe, bei Bedarf unterwegs auf Reisen durchgeführt, ersparen Ihnen lästige Stuhlprobleme. Hier bewährt sich besonders das Klysopomp.**

Einlauf mit dem Klysopomp

• So wird's gemacht: Tauchen Sie das eine Schlauchende in ein Becken mit warmem Wasser, das andere Ende mit dem gleitfähig gemachten Ansatzstutzen wird in den After eingeführt. Atmen Sie tief und pumpen Sie mit dem Ballon Wasser in den Darm.

Wickel

Die Wirkung von Wickeln beruht auf einer Verbesserung der örtlichen Hautdurchblutung, die auf die Durchblutung zugehöriger Organe zurückwirkt. Damit wird deren Versorgung mit Sauerstoff verbessert, der Abtransport von Schadstoffen angeregt, und es werden Verkrampfungen gelöst.

Fördert die Durchblutung innerer Organe

Heißer Bauchwickel

• So wird's gemacht: Füllen Sie eine Gummiwärmflasche – nicht zu prall – mit heißem Wasser. Dann feuchten Sie ein Baumwolltuch von der Größe eines Küchenhandtuchs in der Mitte handtellergroß mit kaltem Wasser an und wringen es wieder gut aus. Legen Sie sich das feuchte Tuch auf den Bauch oder in die Lebergegend, darauf die Wärmflasche. Anschließend halten Sie – gut zugedeckt – Bettruhe ein. Am besten wirkt der Wickel eine Stunde vor der Mahlzeit.

Heißer Leibwickel mit Schafgarben- oder Kamillentee

Sie brauchen: eine Hilfsperson; ein baumwollenes, saugfähiges Innentuch, etwas länger als der Leibumfang und nicht breiter als 25 cm; ein Außentuch aus Baumwolle, Wolle oder Frottierware, mindestens 5 cm breiter als das Innentuch und so lang, daß es sich gut übereinanderschlagen läßt; zwei Wärmflaschen.

Hilfsperson nötig!

• So wird's gemacht: Legen Sie sich in einem gut gelüfteten Zimmer zu Bett, die Blase – möglichst auch den Darm – entleert. Das Innentuch wird mit dem geeigneten Tee (Seite 71 und 73) getränkt und so gut wie möglich ausgewrungen. Das Außentuch wird der Breite nach auf dem Bett unter Ihrem Rücken ausgebreitet, das getränkte Innentuch zur Prüfung der Temperatur am nackten Rücken angelegt. Während Sie sich hinlegen, werden die beiden Enden des Innentuchs glatt und ohne Falten über Ihren Bauch geschlagen. Nun wird das Außentuch über das Innentuch geschlagen und straff befestigt. Anschließend müssen Sie gut zugedeckt werden und eine Wärmflasche an die Füße, die andere zum Warmhalten des Wickels auf den Bauch gelegt bekommen. Der Wickel sollte etwa eine Stunde angelegt bleiben, dann muß rasch das feuchte Tuch entfernt werden. Ruhen Sie danach, in das Außentuch eingewickelt, noch eine halbe Stunde.

Heublumensack
Der Heublumensack hat eine schmerzlindernde und zugleich beruhigende Wirkung. Heublumen sind ein Gemisch aus Blüten, Blättern und Samen verschiedener Wiesenblumen und in Apotheken erhältlich.
• So wird's gemacht: Der Heublumensack wird im Dampf über kochendem Wasser erhitzt, nach sorgfältiger Temperaturprüfung auf den Bauch gelegt und mit einem Leibtuch befestigt. Bettruhe bis die Heublumen abgekühlt sind.

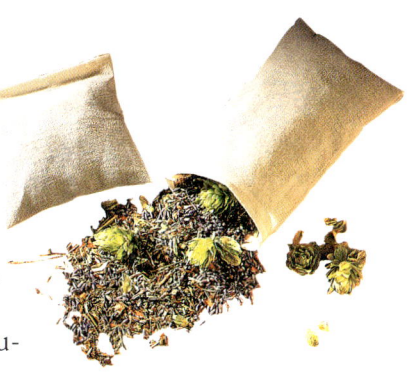

Die erhitzten Wiesenblumen im Heublumensack wirken beruhigend und schmerzlindernd.

Behandlung mit Heilpflanzen

Heilpflanzen sind seit alters die Grundlage und Quelle von Arzneien. Entsprechend beruht die Pflanzenheilkunde (Phytotherapie) auf jahrtausendealtem Wissen und ebenso langer Erfahrung.
Daß sich Heilpflanzen für eine Anwendung im Magen-Darm-Bereich geradezu anbieten, ist klar; gelangen sie doch beim Trinken oder Einnehmen unmittelbar an den Ort, an dem sie ihre Wirksamkeit entfalten sollen. Die Substanzen wirken aber nicht nur lokal, sie werden auch ins Blut aufgenommen.
Alle Tees, die zur Therapie im Magen-Darm-Bereich verwendet werden, sollten ungesüßt getrunken werden! An den häufig sehr bitteren Geschmack der Tees kann man sich gewöhnen.
Verwenden Sie keine Fertigtees oder Teekonzentrate, denn hierfür werden Heilpflanzen chemischen Prozeduren unterworfen, die sich nicht günstig auswirken. Die Teedrogen bekommen Sie in der Apotheke.

Auch Bittertees ungesüßt trinken. An den Geschmack können Sie sich gewöhnen.

Zubereitung der Tees

- Blüten, Blätter und Stiele werden mit kochendem Wasser aufgegossen. Man nimmt normalerweise einen Kaffeelöffel Teegut auf 1/4 Liter Wasser und läßt 2 bis 3 Minuten ziehen.
- Samen müssen vor dem Aufgießen zerstoßen werden. Man läßt sie auch länger ziehen, etwa fünf bis zehn Minuten.
- Wurzeln werden mit kaltem Wasser aufgestellt und zum Kochen gebracht (zirka fünf Minuten kochen lassen).
- Kaltwasserauszüge werden kalt angesetzt und über Nacht stehen gelassen.

Tees aus frischen Pflanzen
- Auch frisch gepflückte Blätter oder Blüten können in Tees verwendet werden. Man braucht etwa eine Handvoll für 1/4 Liter Tee.

Tees zur Beruhigung der Schleimhäute

Schleimstoffe umhüllen die entzündete oder geschädigte Schleimhaut mit einer Schutzschicht. Sie bewähren sich bei Entzündungen im gesamten Verdauungstrakt, vor allem bei der Magenschleimhaut (Seite 37).

Leinsamen

Für Darmschleimhautentzündungen wird Leinsamen roh oder geschrotet verwendet, da sich der Schleim in diesem Fall erst im Dünndarm entwickelt. In dieser Form hat Leinsamen eine außerordentlich milde

Ein mildes Abführmittel abführende Wirkung. Bei Magenschleimhautentzündung stellt man aus den ganzen Leinsamen einen Kaltwasserauszug her.
- Zubereitung Kaltwasserauszug: 1 Kaffeelöffel Leinsamen auf 1 Tasse Wasser, 1 Stunde quellen lassen. Den Auszug leicht angewärmt trinken.

Eibisch

Vor allem die Wurzel des Eibisch ist schleimhaltig.
- Zubereitung: Für den Kaltwasserauszug 2 Kaffeelöffel geschnittene Eibischwurzel mit 1/4 Liter kaltem Wasser ansetzen und unter gelegentlichem Umrühren 1/2 Stunde stehen lassen. Den Auszug abgießen, auf Trinktemperatur erwärmen, ungesüßt trinken.

Magentees

Sie wirken im gesamten Darmbereich beruhigend und entblähend: Melisse, Gänsefingerkraut, Pfefferminze und Kamille.

Beruhigung für den gesamten Darm

Melisse

Die Melisse wirkt in erster Linie beruhigend und wird deshalb vor allem bei nervösen Magenschmerzen eingesetzt. Sie hat auch eine leicht entblähende und krampflösende Wirkung. Wegen ihres angenehmen Geschmacks wird sie viel als Küchenkraut verwendet.
• Zubereitung: 1 Kaffeelöffel Melissenblätter mit 1 Tasse kochendem Wasser überbrühen, 10 Minuten zugedeckt ziehen lassen, abgießen. 3mal täglich 1 Tasse Tee zwischen den Mahlzeiten warm trinken.

Gänsefingerkraut

Das Gänsefingerkraut (Anserine) zählt zu den Heilpflanzen mit Bitterstoffen, die angenehm schmecken. Die Droge enthält außerdem Gerbstoffe und Schleim und wirkt besonders bei Magenbrennen und Magenkrämpfen.
• Zubereitung: 2 Kaffeelöffel Gänsefingerkraut mit 1/4 Liter Wasser überbrühen, 10 Minuten ziehen lassen, abgießen. Bei Bedarf 1 Tasse Tee vor dem Essen warm trinken.

Pfefferminze

Das bekannte Menthol ist neben Gerbstoffen und Bitterstoffen die wichtigste Wirksubstanz in der Minze. Die Droge wirkt sehr rasch bei Blähungen, bei Übelkeit, Brechreiz oder bei akutem Erbrechen. Die Pfefferminze ist in vielen Teemischungen für den Magen-Darm-Galle-Bereich enthalten.

Besonders rasch wirksam

• Zubereitung: 1 gehäuften Eßlöffel Pfefferminzblätter mit 1/4 Liter kochendem Wasser übergießen, 10 Minuten ziehen lassen, abgießen. Langsam schluckweise und angenehm warm trinken.

Kamille

Eine der wichtigsten und am häufigsten gebrauchten Heilpflanzen, von der nur die Blüten verwendet werden, ist die Kamille. Das ätherische Öl der Kamille setzt

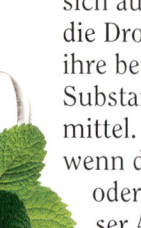

sich aus vielerlei Bestandteilen zusammen. Man kann die Droge innerlich und äußerlich anwenden. Durch ihre beruhigenden und entzündungshemmenden Substanzen eignet sie sich besonders gut als Magenmittel. Sie läßt sich mit Pfefferminze kombinieren, wenn die Galle an den Magenbeschwerden beteiligt ist, oder mit Melisse, wenn die Störungen mehr nervöser Art sind.

• Zubereitung: 1 Kaffeelöffel Kamillenblüten mit 1 Tasse kochendem Wasser überbrühen, 10 Minuten ziehen lassen, abgießen. 3mal täglich 1 Tasse Tee (nicht zu warm).

Tees zur Anregung von Magen und Darm

Bitterstoffe lösen eine vermehrte Sekretion der Verdauungssäfte aus (wie auch bittere Aperitifs), fördern die Funktion von Leber und Galle und hemmen Gärungsprozesse im Darm. Bittertees sollen vor der Mahlzeit getrunken werden, zum Beispiel Enzian, Tausendgüldenkraut, Wermut, Kalmus, Schafgarbe und Engelwurz.

Tausendgüldenkraut

Beim Tausendgüldenkraut sind vor allem Blüten und Stengel reich an Bitterstoffen, weniger die Blätter. Die Droge wirkt ebenfalls bei Magenschwäche mit ungenügender Magensaftsekretion. Sie hilft besonders gut bei Magenbrennen, aber auch die Wirkung auf den Darm ist sehr intensiv. Tausendgüldenkraut ist bei Appetitlosigkeit besonders zu empfehlen.

Der Tee gegen Appetitlosigkeit

• Zubereitung: 1 Kaffeelöffel des Krauts mit 1/4 Liter kaltem Wasser übergießen, 6 bis 10 Stunden ziehen lassen, umrühren, abseihen. Vor den Mahlzeiten leicht angewärmt trinken.

Wermut

Neben Bitterstoffen enthält Wermut auch Gerbstoffe und ätherische Öle. Außer für den Magen ist er besonders wirksam bei Gallestauungen und chronischen Gallenwegsentzündungen.

• Zubereitung: 1 Kaffeelöffel frisches Kraut mit 1/4 Liter kochendem Wasser übergießen, 10 Minuten ziehen lassen, abseihen. 3mal täglich 1 Tasse Tee angewärmt trinken, und zwar: vor dem Essen, wenn die Wirksamkeit mehr im Magen erwünscht ist; nach dem Essen, wenn die Wirkung mehr im Gallebereich hervorgerufen werden soll

Kalmus

Kalmus ist seit dem 7. Jahrhundert vor Christus als Heilpflanze bekannt und damit eines der ältesten Magenmittel. Er ist besonders wirksam bei Magenschleimhautentzündung oder Magengeschwür und hat eine besonders günstige Wirkung bei vegetativen und psychischen Störungen. Zusätzlich zu den Getränken kaut man tagsüber mehrmals Kalmuswurzelstückchen.

Das älteste Magenmittel hilft auch bei psychisch bedingten Störungen.

• Zubereitung Tee: 2 Kaffeelöffel Kalmuswurzel mit 1/4 Liter heißem (nicht kochenden) Wasser übergießen und 15 Minuten ziehen lassen. Man trinkt den Tee leicht angewärmt am Morgen.
• Zubereitung Kaltwasserauszug: 1 Kaffeelöffel Kalmuswurzel mit 1 Tasse kaltem Wasser ansetzen und zugedeckt über Nacht stehenlassen. Abseihen, angewärmt auf nüchternen Magen trinken.

Schafgarbe

Neben Bitterstoffen, ätherischen Ölen und Gerbstoffen enthält die Schafgarbe auch Azulen wie die Kamille und wirkt deshalb krampfstillend und entzündungshemmend. Die Heilpflanze, deren Kraut und Blüten Verwendung finden, dient vor allem als Magen-Darm-Galle-Mittel und regt den Appetit an.
• Zubereitung: 2 Kaffeelöffel Schafgarbenkraut mit 1/4 Liter kochendem Wasser übergießen, zugedeckt 15 Minuten ziehen lassen, abgießen. Täglich 2 bis 3 Tassen Tee lauwarm trinken.

Engelwurz

Die Engelwurz, bei der nur die Wurzel verwendet wird, enthält Bitterstoffe mit desinfizierenden Eigenschaften im Darm und wirkt dadurch entblähend. Engelwurz fördert die Gallensekretion.

Wirkt desinfizierend und entblähend

• Zubereitung: 2 gehäufte Kaffeelöffel der Droge mit 1/4 Liter kaltem Wasser zum Sieden bringen, 2 Minuten kochen lassen, abseihen. Täglich 2 bis 3 Tassen Tee angenehm warm trinken.

Tees gegen Blähungen

Verwenden Sie Anis-, Fenchel- oder Kümmeltee.

Anis

Zur Kräftigung des Magens

Seinen angenehmen Geschmack erhält Anis durch das ätherische Öl Anethol. Die entblähende Wirkung dieser Droge ist nicht so stark wie die des Fenchels und des Kümmels. Anis kräftigt den Magen.
• Zubereitung: 1 gehäuften Kaffeelöffel zerstoßene Anisfrüchte mit 1/4 Liter kochendem Wasser überbrühen, 10 Minuten ziehen lassen, abgießen. Mehrmals täglich 1 Tasse Tee warm trinken.

Fenchel

Beim Fenchel beträgt der Gehalt an ätherischem Öl bis zu 6 Prozent. Er wird als Magentee und bei Blähungen getrunken.
• Zubereitung: 1 Kaffeelöffel zerdrückte Fenchelfrüchte mit 1/4 Liter kochendem Wasser übergießen, 10 Minuten ziehen lassen, abgießen. Mehrmals täglich 1 Tasse Tee gut warm trinken.

Kümmel

Schon seit jeher ist Kümmel als das wirksamste Carminativum bekannt.
• Zubereitung: 1 gehäuften Kaffeelöffel zerdrückte Kümmelfrüchte mit 1/4 Liter kochendem Wasser überbrühen, nach 10 Minuten abseihen. 3mal täglich 1 Tasse Tee gut warm trinken.

Tees gegen Durchfall

Gerbstoffe helfen bei Durchfall

Gerbstoffhaltige Pflanzen eignen sich besonders gut als Mittel gegen Durchfall.

Blutwurz (Tormentill)

Sie enthält roten Gerbstoff und wirkt desinfizierend.
• Zubereitung: Die Blutwurz muß kalt angesetzt und danach 15 Minuten gekocht werden. 3mal täglich 1 Tasse schluckweise und angenehm warm trinken.

Eichenrinde

Wegen seiner Gerbstoffe wirkt Eichenrindentee bei Durchfall zusammenziehend, entzündungshemmend

und kräftigend. Als Abkochung hilft Eichenrinde äußerlich, einmal täglich angewendet, bei Fissuren und Hämorrhoiden. Für Bäder rechnet man 2 Eßlöffel Eichenrindenabkochung auf 1 Liter Wasser.
• Zubereitung Abkochung: 500 g Eichenrinde auf 2 Liter Wasser kalt ansetzen, bis zur Hälfte der Flüssigkeitsmenge einkochen lassen und abseihen.
• Zubereitung Tee: 2 Kaffeelöffel der Droge mit 1/4 Liter kaltem Wasser ansetzen und 3 Minuten kochen lassen.

Bach-Blütenessenzen

Dr. Edward Bach, englischer Arzt, hat um 1930 die Blütentherapie entwickelt. Er verwendete für seine 38 Arzneien ausschließlich Blüten von wildwachsenden Kräutern, Sträuchern und Bäumen sowie reines Quellwasser. Nach Dr. Bach besitzen diese Blüten besondere Schwingungen, denen er bestimmte seelische Eigenschaften beim Menschen zuordnete. Durch Einnahme der »passenden« Blüten kann man sich augenblicklich wohler fühlen und die Situation besser bewältigen. Mit Hilfe der Bach-Blütentherapie kann man darüber hinaus an sich arbeiten, fehlende Charaktereigenschaften zu entwickeln oder störende abzuschwächen. So läßt sich eine dauerhafte positive Veränderung des körperlichen Befindens und des Gemüts bewirken (Bücher, Seite 92).
Bachblüten können mit etwas Erfahrung und bei ehrlicher Selbsteinschätzung des eigenen Gemütszustandes durchaus selbständig eingesetzt werden. Sind Sie mit der Wirkung von Bachblüten jedoch noch nicht vertraut, sollten Sie sich von einem Therapeuten beraten lassen.
Bei der therapeutischen Wahl der Bachblüten orientiert man sich nicht an körperlichen Symptomen, sondern ausschließlich an den negativen seelischen Zuständen, die als Folge widersprüchlichen Handelns schließlich körperliche Krankheiten hervorrufen. Die negativen Zustände werden nicht »bekämpft«, sondern durch die den Blüten eigenen Schwingungen harmonisiert.
• So wird's gemacht: Bachblüten werden nicht als Essenz, sondern in verdünnter Form eingenommen.

Ein medizinisches Programm aus 38 Blüten

Wenn widersprüchliches Handeln Krankheiten erzeugt

Zur Herstellung der Gebrauchslösung mischen Sie ein Drittel 45prozentigen Trinkalkohol mit zwei Drittel Quellwasser. Dazu geben Sie nach Bedarf 2 bis 12 Tropfen der Essenz. Morgens und abends jeweils 4 Tropfen der Gebrauchslösung einnehmen.

Ölziehen nach Dr. Karach

Diese Methode beruht auf Überlieferungen der ajurvedischen Medizin Indiens und wurde von Dr. Karach in die westliche Naturmedizin eingeführt. Sie ist bei allen Fasten- und Darmreinigungskuren sowie bei Pilzbefall im Magen-Darm-Trakt außerordentlich hilfreich, da Schleimhaut und lymphatische Organe des Mundes und Rachens zur Entgiftung angeregt werden. Nebenbei wird das Zahnfleisch gestärkt, werden lockere Zähne gefestigt und Zahnfleischbluten beseitigt.

Mixtura Thymi

Zimtöl 1,25 g
Rotes Thymianöl 1,25 g
Teebaumöl 1,0 g
Mandelöl ad 50,0 g

• So wird's gemacht: 1 Kaffeelöffel kaltgepreßtes Sonnenblumenöl wird morgens vor dem Frühstück in den Mund genommen und mit geschlossenen Lippen durch ziehende, saugende, kauende Bewegungen des Kinns mit Speichel vermischt. Keinesfalls schlucken, sondern nach 10 bis 20 Minuten ausspucken.
Bei Pilzbefall das Sonnenblumenöl mit einigen Tropfen Mixtura Thymi mischen, die man in der Apotheke herstellen lassen kann.

Einfache Übungen für jeden Tag

TIP

Reservieren Sie sich für die täglichen Übungen eine bestimmte Tageszeit. Das erleichtert Ihnen den Entschluß, die Übungen auch wirklich zu machen.

Bewegung hält den Kreislauf fit. Ein durch körperliche Bewegung aktivierter Kreislauf versorgt alle Organe und Organsysteme unseres Körpers mit genügend Sauerstoff. Deshalb sollten Sie sich ganz bewußt wenigstens einmal am Tag in Schwung bringen. Das kann »nebenbei« geschehen, indem Sie, statt mit dem Aufzug zu fahren, die Treppen hochlaufen oder bei Ihrem Spaziergang eine Minute richtig rennen, so daß Sie ins Schnaufen kommen, möglichst auch ins Schwitzen. Leiden Sie an Verstopfung, müssen Sie etwas mehr tun, und nicht nur an den Wochenenden, sondern täglich!

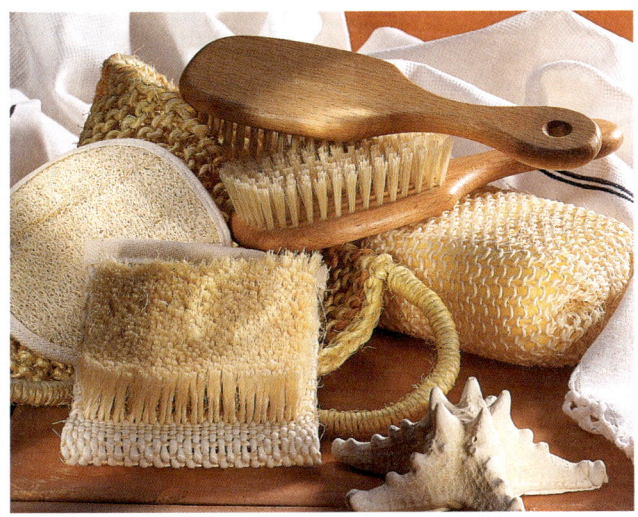

Hilfsmittel für die
Bürstenmassage

Morgendliche Bürstenmassage
Die Bürste, die Sie verwenden, darf nicht zu hart sein;
sehr gut eignet sich Sisal. Um auch den Rücken gut zu
erreichen, gibt es Bürstenbänder mit Griffen.
• So wird's gemacht: Sie beginnen mit kreisenden
Bewegungen am rechten Fuß, bearbeiten sorgfältig
Außen- und Innenknöchel, Wade, Knie, Oberschenkel
hinten und vorne (seitlich und innen nicht vergessen).
Anschließend bürsten Sie entsprechend das linke Bein.
Am Oberkörper beginnen Sie wieder rechts, und zwar
mit der Hand und dem Arm, dann aufsteigend bis zur
Schulter, die einige Extra-Bürstenkreise bekommt.
Nach dem linken Arm bürsten Sie den Rücken kräftig
ab, dabei die Pobacken und Hüften nicht vergessen.
Beschließen Sie die Massage mit etwas sanfteren krei-
senden Touren auf dem Bauch und um die Brust
herum.

Tautreten
• So wird's gemacht: Nach Möglichkeit gehen Sie in
der warmen Jahreszeit nach dem Duschen 5 Minuten
mit bloßen Füßen hinaus ins Gras und spüren
genußvoll den Boden, die erfrischende Kühle. Dehnen
Sie Ihre Füße ganz aus, stehen Sie, gehen sie, nehmen
Sie wahr, wie die Rundungen Ihrer Fußsohlen sich
dem Boden anschmiegen. Trocknen Sie Ihre Füße

*Die erfrischende Kühle
genießen*

nach Abschluß der Übung nicht ab, ziehen Sie einfach dicke wollene Socken an.

Barfußgehen
• So wird's gemacht: Benutzen Sie jede Gelegenheit, um barfuß zu gehen! Sie lassen sich dabei ganz nebenbei eine Fußreflexzonenmassage angedeihen. Vielleicht sind Sie anfangs etwas unbeholfen und finden, Ihre Füße seien dafür zu schmerzempfindlich. Mit zunehmender Erfahrung werden Sie aber bemerken, wie sich Ihre Füße allmählich jeder Bodenbeschaffenheit, auch Steinen, willig anpassen und dabei warm und elastisch werden.

Seilspringen
Erinnerung an fröhliche Kindertage

• So wird's gemacht: Besorgen Sie sich ein gutes Springseil und beginnen Sie – vielleicht mit der Erinnerung an fröhlich verbrachte Kindertage mit diesem »Spielgerät« – mit Ihrem Hüpftraining. Steigern Sie allmählich die Übungszeit, zwischendurch vielleicht auch die Geschwindigkeit. Machen Sie die Übung in einem ungeheizten Raum am offenen Fenster oder am besten im Freien.

Für die geistig-seelische Entspannung

Übungen zur Entspannung sind ein Weg, sich seiner Verspannungen bewußt zu werden, sie zu lösen und sich dadurch wieder in eine gesunde Spannung zu bringen. Entspannen heißt nicht, sich in Erschlaffung zu üben. Besonders geeignet hierzu sind neben einfachen Atemübungen das autogene Training, Yoga oder auch Kum Nye, eine alte tibetische Heilkunst, die sowohl den Körper als auch den Geist anspricht und deren Energien in Einklang bringt (Bücher, Seite 91).

Yoga
Eine ganze Reihe von Yogaübungen können dabei helfen, einen trägen Darm wieder in Ordnung zu bringen. Die geeigneten Übungen (Kasten Seite 79) finden Sie in jedem guten Buch für Hatha-Yoga genau beschrieben (Bücher, Seite 91).

Lassen Sie sich nicht durch Fotos oder Bilder der einzelnen Stellungen dazu verleiten, Perfektion anzustreben: Bei Yoga ist sportlicher Ehrgeiz nicht gefragt. Viel wichtiger ist, daß Sie die Übungen langsam machen, sich selbst während der Übungen aufmerksam beobachten und genau spüren, wo Ihre Grenzen sind. Verweilen Sie an diesem Punkt, vergessen Sie nicht zu atmen, und beenden Sie die Übung an dieser Stelle. Wenn Sie eine gewisse Regelmäßigkeit beibehalten, werden Sie sehr bald feststellen, daß Sie Fortschritte machen.

Stellen Sie sich ein kleines Programm zusammen, das Sie mit der Zeit ohne Anleitung beherrschen, und dessen Ablauf zu einer täglichen Selbstverständlichkeit für Sie wird.

Sportlicher Ehrgeiz – bei Yoga nicht gefragt

Yoga-Übungen bei Verdauungsbeschwerden
Folgende Übungen helfen: Kerze, Baucheinzieher, Twist, Kobra, Bogen, Heuschrecke, Pflug, Berg, Pumpe, Dreieck, Fisch, Knie-Kopf-Haltung, Zehen-Balance (Anleitung in jedem Yoga-Buch, Fotos Seite 80).

Atemübungen
Wenn Sie kleinen Kindern beim Atmen zuschauen, sehen Sie, daß sich bei jedem Atemzug der Bauch mitbewegt: Beim Einatmen hebt er sich, beim Ausatmen senkt er sich wieder. Brust und Bauchraum scheinen eine Einheit zu bilden und in ungehinderter Kommunikation zu stehen.

Je älter man wird, desto mehr Wert legt man darauf, daß der Bauch möglichst wenig sichtbar ist. »Bauch rein, Brust raus« ist die Haltung, die wir zunehmend einüben. Das hat zur Folge, daß

• wir nur mit einem Teil der Atemluft leben, die uns eigentlich zur Verfügung steht, denn wir beschränken die Atmung allein auf den Brustraum und nutzen die Möglichkeit einer Ausdehnung der Lunge zum Bauchraum hin nicht aus;

• der Atem als »Beweger« der Eingeweide nicht in Erscheinung treten kann;

• wir uns von unseren Gefühlen abschneiden. Wir spüren das deutlich, wenn wir tief seufzen oder einmal richtig weinen: Der ganze Bauchraum bis hinunter zum Becken wird erschüttert. Wir müssen tief Luft holen, und fühlen uns – wenn wir diesen Vorgang

Wir leben mit nur einem Teil der verfügbaren Atemluft.

Yoga-Übungen

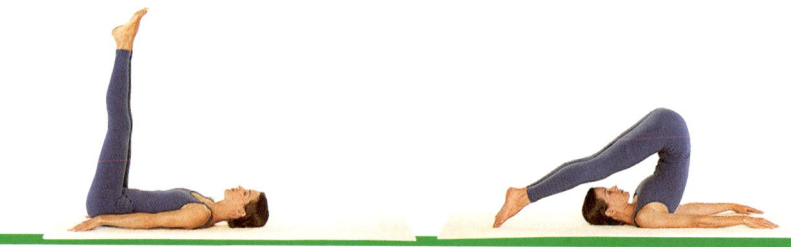

Krokodil

Unterstützt die Verdauungsorgane, vertieft den Atem: In Rückenlage Arme zur Seite legen, Beine anwinkeln, beim Ausatmen

Beine und Kopf entgegengesetzt drehen. Mit dem Einatmen anheben, beim Ausatmen in die andere Richtung. Ruhig atmen.

Pflug

Regt Magen, Darm, Leber und Bauchspeicheldrüse an: In Rückenlage beim Ausatmen Beine senkrecht nach oben strecken.

Zehen über den Kopf auf den Boden stellen und vom Kopf wegschieben, nach hinten. Ruhig atmen.

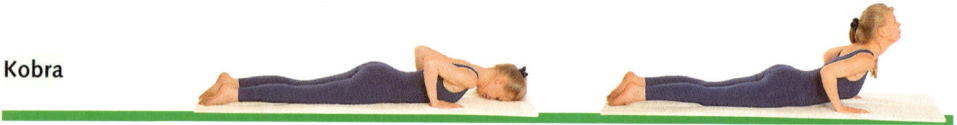

Kobra

Verbessert Fehlhaltungen und Ausscheidung: In Bauchlage Hände neben dem Oberkörper aufstützen, Körper dehnen. Kopf heben und

Oberkörper Wirbel um Wirbel hochziehen. Der Bauchnabel bleibt auf dem Boden. Ruhig atmen.

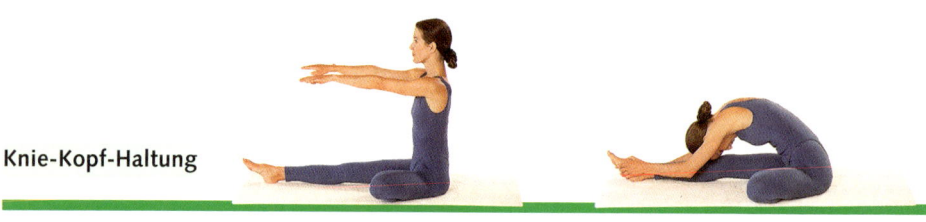

Knie-Kopf-Haltung

Regt die Verdauung an und verbessert die Beweglichkeit der Wirbelsäule: Aus dem Sitz Beine spreizen, linke Ferse vor den Damm,

Arme ausstrecken. Beim Ausatmen Stirn zum Knie beugen, den Fuß umfassen. Mit der anderen Seite wiederhohlen. Ruhig atmen.

zulassen – hinterher erleichtert. Der Strom unserer
Gefühle durfte fließen.

Ähnliches geschieht beim Lachen. Auch hier geraten
Bauch und Zwerchfell derart in Schwingung, daß man
sich »den Bauch halten« muß.

Ein wesentlicher Ansatz östlicher und westlicher
Übungswege, um den Bauch als Leibesmitte (Hara), als
Zentrum unserer Lebenskraft (Chi), als Wurzelraum
unseres Fühlens wieder zugänglich zu machen, ist der
Umgang mit dem Atem.

Bei Atemübungen geht es nicht darum, den Atem zu
»machen«, sondern ihm zu erlauben, sich auszubrei-
ten, ihm Raum zu geben. Das bedeutet auch, daß man   *Alles Mechanische*
wach ist und die Übungen aufmerksam begleitet. Alles   *vermeiden*
Mechanische soll vermieden werden.

Für Atemübungen brauchen Sie Zeit und einen ruhi-
gen und ungestörten Ort. Die Übungen im Liegen
sollten möglichst auf dem Boden auf einer warmen
Unterlage, nicht auf einem Sofa oder Bett durchgeführt werden. Üben Sie in bequemer, aber warmer
Kleidung, so daß Sie nicht frieren; sorgen Sie vor allem
auch für warme Füße. Der Raum für Ihre Übungen
sollte nicht zu warm sein, die Zufuhr von frischer Luft
bei etwas geöffnetem Fenster wäre ideal. Im Sommer
können Sie natürlich auch im Freien üben.

Grundübung

Mit dieser Grundübung beginnen Sie alle folgenden
Übungen. Legen Sie sich ausgestreckt auf den Rücken;
die Hände liegen neben Ihrem Körper auf dem Boden,   *Basis für alle weiteren*
die Fußspitzen fallen locker zu beiden Seiten.   *Übungen*
Schließen Sie die Augen, und spüren Sie, wie Ihr Kopf,
die Schultern, der Rücken, Gesäß, Arme und Beine
dem Boden aufliegen. Lassen Sie sich dabei viel Zeit.
Ihre Lippen liegen locker aufeinander. Beobachten Sie,
wie Ihr Atem kommt und geht. Stellen Sie sich vor, wie
sich der Brustraum beim Einatmen mit Luft füllt, sich
dabei die Rippen weiten und das Zwerchfell nach unten
gedehnt wird. Legen Sie nun eine Hand auf den
Bauch, und versuchen Sie, in diese Hand zu atmen.
Sie bemerken, daß sich der Bauch beim Einatmen hebt
und beim Ausatmen senkt. Atmen Sie lange aus und
warten Sie, bis der Einatem von alleine kommt.

Nicht entmutigen lassen! Lassen Sie sich nicht entmutigen, wenn die Übung nicht gleich gelingt. Helfen Sie sich immer wieder mit der Vorstellung, wie sich das Zwerchfell beim Einatmen nach unten ausdehnt, und spüren Sie Ihre auf dem Bauch liegende Hand.
Machen Sie diese Übung anfangs nur ein paar Atemzüge lang. Je besser sie Ihnen gelingt, desto mehr Zeit werden Sie dafür aufbringen.

Tennisball-Übung

Sie liegen auf dem Boden. Entspannen Sie sich, und spüren Sie, wie Ihr Körper dem Untergrund aufliegt. Legen Sie sich einen Tennisball unter das Kreuzbein.
Atmen mit Hindernis Das ist zunächst ungewohnt und tut sogar etwas weh. Atmen Sie wieder in den Bauch, und stellen Sie sich vor, Ihr Ausatem würde wie ein kleiner Strom an der Stelle, wo der Ball liegt, vorbeistreichen, zum Ende des Steißbeins fließen und dort Ihren Körper verlassen. Wiederholen Sie diese Übung 10mal.

Leistenübung

Sie liegen auf dem Boden, Ihre Hände auf der linken beziehungsweise rechten Leiste. Atmen Sie tief ein, bis hin zu Ihren Händen. Spüren Sie, wie es unter Ihren Handflächen allmählich warm wird? Der Ausatem strömt wie in der Tennisball-Übung über Kreuzbein und Steißbein nach draußen.

Beckenübung

Sie liegen auf dem Boden, Ihre Hände auf den Leisten.
Entspannung Lassen Sie Ihren Einatem wie bei der Leistenübung bis
für den Unterleib in die Leisten fließen, geben Sie sich aber noch Zeit für die Vorstellung, er würde Ihren ganzen Beckenraum bis hin zum Beckenboden, zum Geschlecht, zum Darmausgang erfüllen. Atmen Sie über Kreuz- und Steißbein aus, und wiederholen Sie diese Übung 10mal.

Atemloch-Übung

Ziehen Sie die Beine in Rückenlage bis zum Gesäß an, und lassen Sie die Knie zur einen Körperseite sinken. Atmen Sie, stellen Sie sich ein »Atemloch« (in der Akupunktur Hui Yin genannt) zwischen After und

Geschlecht vor. Dort 10mal ein- und ausatmen, anschließend die Übung mit den Knien zur anderen Körperseite wiederholen.

Hechel-Übung und Bauchschnell-Übung
Versuchen Sie einen Hund nachzuahmen, wenn er hechelt. Er läßt dabei die Zunge aus dem Maul hängen und bewegt Zwerchfell und Bauch ganz schnell auf und ab. Eine Variation des Hechelns ist das Bauchschnellen. Sie atmen, am Boden liegend, tief ein und aus, so daß Sie während der eigentlichen Übung nicht mehr zu atmen brauchen. Ziehen Sie den Bauch tief ein, und lassen Sie ihn ganz plötzlich wieder hochschnellen, um ihn sofort wieder einzuziehen. Es kommt darauf an, daß Sie den Bauch mit aller Kraft einziehen. Haben Sie nach der Übung wieder genug Luft geholt, wiederholen Sie sie mehrmals.

Streckübung im Sitzen
Sie setzen sich, ohne sich anzulehnen, auf einen ungepolsterten Stuhl oder Hocker, und zwar so, daß Sie Ihre Sitzknochen auf dem vorderen Drittel der Sitzfläche spüren. Ihre Füße stehen fest auf dem Boden, die Oberschenkel verlaufen parallel zueinander, sind aber nicht aneinandergepreßt, die Wirbelsäule ist möglichst gestreckt. Legen Sie die Hand auf den Bauch, und atmen Sie in die Hand hinein.

Hierzu brauchen Sie einen Stuhl oder Hocker.

Entspannungsübung im Sitzen
Setzen Sie sich mit den Sitzknochen in Ihre Handflächen und atmen Sie in Ihre Handflächen ein und aus. Achten Sie darauf, daß Sie die Schultern nicht hochziehen. Sobald Sie ein gutes Gespür für Ihre Sitzknochen bekommen haben, legen Sie die Hände locker auf die Knie und machen die Übung in dieser Haltung.

Schultern nicht hochziehen

Lachübung
Einatmen, beim Ausatmen lachen auf ha-ha-ha.

Streckübung
Lehnen Sie sich über eine Stuhllehne zurück, dehnen Sie sich mit ausgestreckten Armen, und atmen Sie tief in den Bauch hinein.

Möglicherweise machen Ihnen diese einfachen Übungen mit der Zeit so viel Spaß, daß Sie sich dazu entschließen, sich eine Atemtherapie unter Anleitung eines ausgebildeten Atemtherapeuten zu gönnen. Ihr Verdauungssystem und Ihr Wohlbefinden werden es Ihnen danken.

Autogenes Training

Das autogene Training ist eine Übung zur tiefen Entspannung, die Einfluß auf die Funktionen des vegetativen Nervensystems (Seite 14) nimmt.

Sie können das autogene Training in einem der zahlreich angebotenen Kurse, in Arztpraxen oder Volkshochschulen erlernen. Dies hat den Vorteil des gemeinsamen Übens in einer Gruppe, was die Entspannung erleichtert, vor allem wenn Sie sehr zappelig sind und schlecht zur Ruhe kommen.

Gemeinsames Üben erleichtert die Entspannung

Eine andere Möglichkeit: Sie machen sich selbst an die Arbeit und erlernen die Übungen mit Hilfe eines Buches, am besten »Autogenes Training für jeden« von Prof. Dr. Langen (Bücher, Seite 91), weil Sie damit in die vereinfachte Form des autogenen Trainings eingeführt werden.

Der Begriff »autogenes Training« läßt einen glauben, es handle sich um eine schwierige Angelegenheit. Das aber ist nicht der Fall; autogen heißt »selbst«, Training heißt »Übung«. Sie üben sich also selbst. Wenn Sie das autogene Training einmal erlernt haben, und wenn Sie die Übungen regelmäßig durchführen, werden Sie bemerken, daß Sie ausgeglichener und Ihren Gefühlen weniger ausgeliefert sind.

Autogenes Training ersetzt den Mittagsschlaf

Der Erholungseffekt des autogenen Trainings ist enorm groß, er kann zum Beispiel einen längeren Mittagsschlaf ersetzen.

Sie brauchen zum Üben keine besonderen Räumlichkeiten oder Vorrichtungen. Sie können jede Gelegenheit nutzen, die Ihnen ein wenig Zeit für sich selbst läßt. Das kann während einer Fahrt in der U-Bahn oder in der kurzen Mittagspause im Büro sein.

Sie entspannen sich für einige Minuten, nehmen sich aus der alltäglichen Geschäftigkeit heraus und fühlen sich danach gut erholt und wieder in der rechten Spannung.

Autogenes Training kann allmählich Ihre Lebenseinstellung verändern, weil es Ihnen selbst die Möglichkeit in die Hand gibt, sich unabhängig von äußeren Umständen zu regenerieren.

Unabhängig von äußeren Umständen regenerieren

Empfehlungen für einen geregelten Tagesablauf

Wollen Sie Ihre Verdauung grundlegend wieder in Ordnung bringen, müssen Sie sich um Ihren überforderten Darm kümmern mit allen Konsequenzen, die eine Umstellung Ihrer Gewohnheiten mit sich bringt. Mehr als Sie vermuten, hilft Ihnen dabei eine Regelmäßigkeit in Ihrem Tagesablauf, da äußere Ordnung innere Ordnung schafft. Deshalb:

Äußere Ordnung schafft innere Ordnung

• Stehen Sie rechtzeitig genug auf, um den Tag ohne Hetze zu beginnen.
• Lassen Sie das Frühstück nicht ausfallen, es ist die wichtigste Mahlzeit des Tages! Decken Sie sich einen schönen Tisch, die erste Mahlzeit soll Ihnen schmecken. Und denken Sie daran: morgens wie ein Kaiser ...
• Nehmen Sie auch die anderen Mahlzeiten zu regelmäßigen Zeiten und ohne Hast ein. Wenn Sie wissen: »Bald ist Essenszeit«, stellen Sie sich auch innerlich auf Verdauung ein: Ihre Säfte bereiten sich vor.
• Kauen Sie gründlich.
• Halten Sie strenge Essenspausen von 4 bis 5 Stunden zwischen den Mahlzeiten ein.
• Vermeiden Sie unkontrollierte Zwischenmahlzeiten! Die Essenspausen ermöglichen Ihrem Magen-Darm-System, sich zu erholen.
• Sorgen Sie für genügend Bewegung, vor allem, wenn Sie den ganzen Tag am Schreibtisch zubringen müssen.
• Gehen Sie frühzeitig schlafen. Häufige Verstöße gegen den Tag-Nacht-Rhythmus machen krank. Die Tätigkeit unserer Organe, auch unserer Hormondrüsen, ist völlig auf den Tag-Nacht-Rhythmus ausgerichtet. Deshalb ist es nicht gleichgültig, zu welcher Zeit wir schlafen. Der Schlaf vor Mitternacht ist zweifellos der erholsamste.

Den Tag-Nacht-Rhythmus beachten

• Vermeiden Sie Hetze und Getriebenheit in Ihrem Alltag und gönnen Sie sich Ruhepausen. Richten Sie sich allmählich so ein, daß Sie zu einem rhythmischen Tagesablauf finden, in dem alles seine Zeit haben darf.

Kosten und Kostenerstattung

• Mayr-Kur: Von der dreiwöchigen Mayr-Kur bezahlen private Krankenkassen die ärztlichen Behandlungskosten, für Unterkunft und Verpflegung müssen Sie selbst aufkommen. Die gesetzlichen Kassen geben bei einer »offenen Badekur«, die in jedem Luft-, Kneipp- oder Badeort nach Wahl durchgeführt werden kann, *Zuschüsse für Unterkunft* und die vom Badearzt verordneten Anwendungen. Die Bauchbehandlung nach F. X. Mayr ist leider nicht obligatorisch dabei, hier ist man auf den guten Willen oder die örtliche Vorgehensweise angewiesen.

Zuschüsse für Unterkunft und Anwendungen

Kuren im Ausland werden von allen Kassen normalerweise nicht bezahlt.
Es ist auch möglich, eine Mayr-Kur ambulant bei einem Arzt durchzuführen. Die Kosten hierfür schwanken stark und müssen beim jeweiligen Arzt erfragt werden. Es empfiehlt sich in diesem Fall, mit der Krankenkasse vorab eine Vereinbarung zu treffen.
• Psychotherapie: Die Kosten einer psychotherapeutischen Behandlung hängen von der benötigten Zahl der Therapiestunden ab. Die Kassen bezahlen diese jedoch nur, wenn ein Facharzt für Psychiatrie und Psychotherapie vorher die Notwendigkeit der Behandlung mit einem entsprechenden Gutachten bestätigt hat.
• Neuraltherapie: Diese Behandlung wird von allen Krankenkassen bezahlt. Wegen der unterschiedlichen Preise für die injizierten Medikamente und der individuellen Zahl der Injektionen kann kein Gesamtpreis angegeben werden.
• Homöopathie: Den wesentlichsten Anteil an den Kosten einer homöopathischen Konstitutionstherapie hat die Erfassung der Krankengeschichte (Anamnese) und die Arzneimittelfindung, die aufwendiger verlaufen als in der Schulmedizin. Die Mittel selbst kosten nur zwischen 10,- DM und 15,- DM. Aufwendungen für

Homöopathie sind Sonderleistungen der Krankenkassen und müssen vorab mit ihr vereinbart werden.

Sonderleistungen mit der Kasse vorab vereinbaren

• Colon-Hydro-Therapie: Sonderleistung der Kassen, vorab vereinbaren.
• Nahrungsmitteltests: Sonderleistung der Kassen, vorab vereinbaren.
• Stuhluntersuchung: Sonderleistung der Kassen, vorab vereinbaren.
• Symbioselenkung: Sonderleistung der Kassen auf Antrag, vorab vereinbaren.

Kosten naturheilkundlicher Therapien

Therapie	Preise
Mayr-Kur (3 Wochen in Kurklinik)	2500,- bis 6000,- DM
Psychotherapie (1 Stunde)	100,- bis 130,- DM
Neuraltherapie (nach GOÄ)	16,- bis 35,- DM
Colon-Hydro-Therapie (pro Sitzung)	150,- bis 300,- DM
Homöopathie (ohne Arzneimittel)	80,- bis 500,- DM
Stuhluntersuchung (nach Umfang)	bis 150,- DM
Symbioselenkung	100,- bis 200,- DM

Zum Abschied

Niemand kann Ihnen genau sagen, wieviel wovon gut für Sie ist. Es geht darum, bewußter zu erleben, wie Sie Ihren Tag gestalten und dann Entscheidungen zu treffen, was zu ändern möglich ist. Mehr Ruhe, mehr Zeit nach innen wird Sie zu mehr körperlicher und seelischer Gesundheit führen. Ihr Bauch wird es Ihnen danken. Letztlich tragen Sie den Ratgeber in sich selbst.

Zum Nachschlagen

Medizinische Fachbegriffe

Basen (Laugen): chemische Gegenspieler zu Säuren. Im Blut binden Basen die im Stoffwechsel anfallenden Säuren; Basenüberschuß wird an die Verdauungsdrüsen abgegeben zur Bildung der basischen Verdauungssäfte (Gallensaft, Dünndarmsaft, Bauchspeicheldrüsensaft).

Belegzellen: spezielle Zellen in der Magenschleimhaut, die einerseits Magensäure bilden und andererseits basisches ➡ Carbonat direkt ins Blut abgeben.

Carbonat, basisches (= Natriumhydrogencarbonat): lebenswichtige Substanz, um den ➡ pH-Wert des Blutes konstant zu halten.

Enzyme (= Fermente): in lebenden Zellen gebildete Eiweißsubstanzen, die vor Ort Reaktionen des Stoffwechsels in Gang setzen oder steuern können.

Fettsäuren, ungesättigte: sind lebensnotwendig bei der Aufnahme von Sauerstoff durch die Körperzellen (Zellatmung).

Hormone: körpereigene Botenstoffe, die in Drüsen oder bestimmten Geweben gebildet werden. Sie können an entfernten Orten im ganzen Körper Stoffwechselvorgänge veranlassen und steuern.

Inselzellen: bestimmte Zellen der Bauchspeicheldrüse. Sie bilden das ➡ Hormon Insulin, das den Stoffwechsel der ➡ Kohlenhydrate regelt.

Kohlenhydrate: energiereiche organische Substanzen aus Kohlen-, Wasser- und Sauerstoff (zum Beispiel Zucker und Mehl).

Krypten: (griechisch: verborgene Gruben) Begriff für die Lieberkühn'schen Drüsen, die zwischen den Darmzotten des Dünndarms liegen.

Magenpförtner (Pylorus): Muskel am Magenausgang, der den Übergang des Speisebreis vom Magen in den Zwölffingerdarm regelt.

Medizinische Kohle: Medikament mit sehr großer Aufnahmefähigkeit für Bakterien- und andere Gifte.

Neurohumorale Regulation: Informationsaustausch, Ver- und Entsorgungsvorgänge im Bereich der Nerven- und Blutgefäßendigungen.

Pfortader: Blutgefäß, das mit Nährstoffen beladenes Blut aus dem Darm sammelt und der Leber zuführt.

pH-Wert: Maß für den Säure- oder Basengrad einer Flüssigkeit, reicht von 1 (sehr sauer) bis 14 (stark basisch).

Säure-Basen-Haushalt: die Bestrebung des Körpers, ein biologisches Gleichgewicht zwischen Säuren und Basen aufrechtzuerhalten. Dabei bleibt der ➡ pH-Wert des Blutes konstant bei 7,4. Der übrige Organismus dient als sogenannter Puffer, das heißt er kann vorübergehend Säuren und Basen speichern.

Symbiose: Zusammenleben unterschiedlicher Lebewesen zum gegenseitigen Nutzen. Im Falle der Darmbakterien nützen diese die Nährstoffe aus der menschlichen Nahrung, dafür liefern sie Vitamine und bieten Schutz vor krankmachenden Fremdbakterien.

Vagus (Nervus vagus): wichtigster Repräsentant des Parasympathikus (Seite 14) im Magen-Darm-Bereich (ohne den unteren Dickdarm).

Zellulose: Stützsubstanz pflanzlicher Gewebe, kann ohne Hilfe von Bakterien nicht verdaut werden.

Adressen, die weiterhelfen

Amalgam
Internationale Gesellschaft für ganzheitliche Zahnme-
dizin e.V., Durlacherstraße 81, 68219 Mannheim

Bioenergetische Meßverfahren
Firma Vega, Hohenstein 113, 77761 Schiltach
EAV-Sekretariat, am Sender 3, 47533 Kleve

Darmflora
Labor Dr. Schuler, Etztalstraße 14, 82335 Berg
Institut für Mikroökologie, Kornmarkt 34, 35745
Herborn

Kinesiologie
Applied Kinesiology, Sonnenlängstraße 2, 81369
München

Naturheilverfahren
Förderverein Natur und Medizin e.V. in der Carstens-
stiftung, Beethovenallee 1, 45239 Essen
Projekt Patienteninformation für Naturheilkunde, c/o
UFA-Fabrik, Viktoriastraße 13-18, 12105 Berlin
Verein für anthroposophisches Heilwesen e.V. und
Europäischer Verbraucherverband für Naturmedi-
zin, Johannes Kepler-Straße 56-58, 75378 Bad
Liebenzell
Zentralverband Ärzte für Naturheilverfahren, Alfred-
straße 21, 72250 Freudenstadt: Gegen Voreinsen-
dung von DM 5,- in Briefmarken erhalten Sie bei
schriftlicher Anforderung eine Liste der Ärzte und
Zahnärzte für Naturheilverfahren.

Mayr-Kur
Gesellschaft der Mayr Ärzte, Gesundheitszentrum
Golfhotel am Wörthersee, A-9082 Wörth-Dellach,
Kärnten

Schlafplatz-Untersuchung
Adressennachweis über Fachschaft deutscher Ruten-
gänger, Bezirksgruppenleiter Manfred Wiesner,
Ungererstraße 159, 80805 München

Zöliakie
Deutsche Zöliakie-Gesellschaft e.V., Filderhauptstraße
61, 70599 Stuttgart

Bücher, die weiterhelfen

Sachbücher
Buchinger O.: *Das Heilfasten.* Hippokrates Verlag,
Stuttgart
Cardas E.: *Atmen – Lebenskraft befreien.* Gräfe und
Unzer Verlag, München
Collier R.: *Wie neugeboren durch Darmreinigung.*
Gräfe und Unzer Verlag, München
Cornelius P.: *Nosoden und Begleittherapie.* Pflaum-
Verlag, München
Dethlefsen T., Dahlke R.: *Krankheit als Weg.* C. Bertels-
mann Verlag, München
Dürckheim K. Graf: *Der Alltag als Übung.* Verlag Hans
Huber, Bern/Stuttgart/Wien
Dürckheim K. Graf: *Hara.* Otto Wilhelm Barth Verlag,
Weilheim
Flade S.: *Allergien, Neurodermitis, Übergewicht,
Nahrungsmittel-Allergien natürlich behandeln.* Alle
Titel: Gräfe und Unzer Verlag, München
Handschmann J.: *Trennkost vegetarisch.* Gräfe und
Unzer Verlag, München
Jacoby H.: *Jenseits von »Begabt« und »Unbegabt«.*
Christians Verlag, Hamburg
Kollath Prof. W.: *Die Ordnung unserer Nahrung.* Karl
F. Haug Verlag, Heidelberg
Kraske Dr. med. E.-M.: *Candida – natürliche Hilfe bei
Darmpilzen.* Gräfe und Unzer Verlag, München
Langen Prof. Dr. D.: *Autogenes Training.* Gräfe und
Unzer Verlag, München
Lowen A.: *Der Verrat am Körper.* Rowohlt Verlag,
Reinbek bei Hamburg
Markus Dr. med. H., Finck H.: *Ich fühle mich krank
und weiß nicht warum; Candida albicans, die
maskierte Krankheit.* Ehrenwirth, München
Marquardt H.: *Praktisches Lehrbuch der Reflexzo-
nentherapie am Fuß.* Hippokrates Verlag, Stuttgart

Mayr Dr. F. X.: *Darmträgheit.* Verlag Neues Leben, Bad Goisern

Pahlow M.: *Das große Buch der Heilpflanzen; Heilpflanzen – meine besten Rezepte.* Beide Titel: Gräfe und Unzer Verlag, München

Rauch Dr. E.: *Die Darmreinigung nach Dr. med. F. X. Mayr; Milde Ableitungsdiät.* Karl F. Haug Verlag, Heidelberg

Reckeweg Dr. H.-H.: *Schweinefleisch und Gesundheit.* Aurelia Verlag, Baden-Baden

Schmidt S.: *Innere Harmonie durch Bach-Blüten.* Gräfe und Unzer Verlag, München

Sivananda Yoga Zentrum (Herausgeber): *Yoga für alle Lebensstufen – in Bildern.* Gräfe und Unzer Verlag, München

Tarthang T.: *Selbstheilung durch Entspannung.* Scherz Verlag, München

Triebel-Thome A.: *Feldenkrais.* Gräfe und Unzer Verlag, München

Waesse E.: *Yoga für Anfänger.* Gräfe und Unzer Verlag, München

Walb L.: *Hay'sche Trennkost.* Karl F. Haug Verlag, Heidelberg

Worlitschek M.: *Praxis des Säure-Basen-Haushaltes.* Karl F. Haug Verlag, Heidelberg

Ziff Dr. S,: *Amalgam – Die toxische Zeitbombe.* Felicitas Huebner Verlag, Waldeck-Beringhausen

Kochbücher

Früchtel I.: *Vollwertkost auch für Einsteiger.* Gräfe und Unzer Verlag, München

Illies A., Kraske Dr. med. E.-M.: *Candida – Richtig essen bei Pilzinfektionen.* Gräfe und Unzer Verlag, München

Rias-Bucher B.: *Vollwert–Backvergnügen, Vollwert–Kochvergnügen wie noch nie.* Beide Titel: Gräfe und Unzer Verlag, München

Rittinger E.: *Vegetarisch kochen – köstlich wie noch nie.* Gräfe und Unzer Verlag, München

Schinharl C.: *Kartoffeln.* Gräfe und Unzer Verlag, München

Wichtiger Hinweis

Die von Autoren der Reihe »GU Ratgeber Naturmedizin« vertretenen Auffassungen in bezug auf Krankheiten und ihre Behandlung weichen teilweise von der allgemein anerkannten medizinischen Wissenschaft ab. Jeder Leser ist aufgefordert, in eigener Verantwortung zu entscheiden, ob und inwieweit die in diesem Buch vorgestellten Naturheilverfahren und Naturheilmittel für ihn eine Alternative zur »Schulmedizin« darstellen.

Wann brauchen Sie einen Arzt? Auf den Seiten 16 und 17 ist erklärt, wann Sie in eigener Verantwortung handeln können und wann ein Arzt zu Rate gezogen werden muß. Auch bei der Erläuterung von Krankheitsbildern ist jeweils auf die Notwendigkeit ärztlicher Behandlung hingewiesen. Bitte halten Sie sich an diese Ausführungen.

Zu Beginn und während einer Fastenkur ist es notwendig, alle Ausscheidungsvorgänge anzuregen, damit es nicht zur Selbstvergiftung des Körpers kommt. Bitte halten Sie sich genau an die Anleitungen (Seite 62 bis 63).

© 1998 Gräfe und Unzer GmbH München
Alle Rechte vorbehalten. Nachdruck, auch auszugsweise, sowie Verbreitung durch Film, Funk und Fernsehen, durch fotomechanische Wiedergabe, Tonträger und Datenverarbeitungssysteme jeder Art nur mit schriftlicher Genehmigung des Verlages.

Redaktion:
Doris Schimmelpfennig-Funke

Lektorat:
Kurt Gallenberger

Bildredaktion:
Christine Majcen-Kohl

Layout und Umschlaggestaltung:
Heinz Kraxenberger

Produktion:
Susanne Mühldorfer

Satz und Herstellung:
Easy Pic Library

Repro:
PHG-Lithos

Druck und Bindung:
Druckerei Auer

ISBN 3-7742-3729-8

Auflage 3.   2.   1.
Jahr   2000   99   98

Bildnachweis:
Bilderpur / Manfred Kage: Seite 8, 37 / D. Scharf, Peter Arnold Inc., Okapia: Seite 11 / Arnold Scharf: Seite 52
Barbara Bonisolli: Seite 22, 77
GU Archiv: Seite 72
Manfred Jahreiß: Umschlagseite 1
Gudrun Kaiser: Seite 16
Susanne Kracke: Seite 45
Mike Masoni: Seite 80
Thomas v. Salomon: Seite 26, 64
Reiner Schmitz: Seite U2/1, 2, 7, 19, 33, 40, 48, 53, 60, 69
Christoph Schneider: Seite 2, 3, 4, 36, 56
Tony Stone / Chris Baker: Seite 28 / Andreas Poolok: Seite 2 (Wiederh. v. Seite 14), 14

Zeichnungen:
Detlef Seidensticker